Fach-
ratgeber
Klett-Cotta

HILFE
AUS
EIGENER
KRAFT

EVA TILLMETZ

Familien-aufstellungen

Sich selbst verstehen – die eigenen Wurzeln entdecken

Klett-Cotta

Sämtliche Illustrationen: © Johann Mayr, Jetzendorf

Klett-Cotta
www.klett-cotta.de

Printed in Germany
Titelbilder: © Fotolia und © istockphoto.com
Gesamtgestaltung: Weiß-Freiburg GmbH – Graphik & Buchgestaltung
Gedruckt und gebunden von Esser printSolutions GmbH, Bretten
ISBN 978-3-608-86112-9

Zweite Auflage, 2021

Bibliografische Information der Deutschen Nationalbibliothek
Die Deutsche Nationalbibliothek verzeichnet diese Publikation in der Deutschen Nationalbibliografie; detaillierte bibliografische Daten sind im Internet über http://dnb.d-nb.de abrufbar

Schnelleinstieg

Inhalt

Für meine Eltern Karl und Marion

Vorwort

Es war ein sonniger Novembertag, als ich meine erste Familienskulptur stellte. Im Rahmen meiner Familientherapieausbildung erzählte ich meinen Kolleginnen und Kollegen, dass ich mich immer wieder über meinen Mann ärgere, wenn er sich nach dem Frühstück oder nach dem Abendessen aufs Sofa setzt und Zeitung liest, ich aber noch alle Hände voll zu tun habe. Abräumen, Küche kehren, Betten richten, die Kinder möchten mit mir spielen. Wo soll ich nur anfangen? Ich spüre das schlechte Gewissen, weil ich mich um den Haushalt kümmere, statt mit meinen Kindern zu spielen. Irgendwann entlädt sich meine Spannung, und ich platze heraus: »Ich muss mich immer um alles kümmern und du gönnst dir Freizeit! Wir sind doch beide berufstätig!«

Natürlich weiß ich, dass solche Verallgemeinerungen wie »immer muss ich …« und Anklagen wie »du aber …« die Stimmung vergiften, doch in der Wut …

Ich stellte die Situation in einer Skulptur auf, d.h., ich bat vier Kolleginnen und Kollegen, dass sie als Rollenspieler mich, meinen Mann, unsere Tochter und unseren Sohn darstellen. Meinen Mann manövrierte ich aufs Sofa und gab ihm den Satz »In der Ruhe liegt die Kraft« vor. Unsere zehnjährige Tochter positionierte ich etwas weiter entfernt mit erwartungsvollem Blick. Ihr legte ich den Satz »Ich brauche was von dir« in den Mund. Unser zweijähriger Sohn hing rockzipfelnd an mir und nörgelte: »Mama, Mama, spielen!« Mich, d.h. mein Double in der Skulptur, stellte ich mit weit vornübergebeugtem Oberkörper in der Mitte auf, die Hände unablässig von links nach rechts bewegend, mein Blick schweifte über alle meine Lieben. Mein Satz lautete: »Ich muss mich um alles kümmern!« Anschließend nahm ich meine eigene Position in der Skulptur ein. Als ich so über eine Minute in dieser extrem anstrengenden Haltung verharrte, wurde mir schlagartig klar, wie ich an mir selbst Raubbau betrieb und gleichzeitig die Aktivität meines Mannes verhinderte. Je stärker ich mich bemühte, alles perfekt in Schuss zu halten, desto mehr erhielt er die Botschaft: »Die Eva macht das alles spielend.« Der Kollege, der meinen Mann spielte, erzählte aus seiner Rolle heraus, er sitze da, um wenigstens etwas Ruhe in die Familie hineinzubringen, aber er spüre einen enormen Druck, den er nicht ausdrücken könne. Selbst wenn er versuchen würde, mir im Haushalt zu helfen, könne er sicherlich nicht meinen Ansprüchen genügen. »Stimmt«, dachte ich bei mir – aber der Preis dafür, alles perfekt machen zu wollen, war sehr hoch, und ich hatte das Gefühl, keinem gerecht zu werden. Ich sah mir die Skulptur auch von außen an, mein Double nahm nochmals meine Haltung ein. Mir fiel es wie Schuppen von den Augen. Ich erkannte, dass ich mir meinen Wunsch, auch einmal umsorgt und verwöhnt zu werden, mit dieser Haltung selbst abschnitt. Wieder in meiner eigenen Rolle, spürte ich nochmals die Überforderung, die ich mir selbst aufbürdete. Die Trainerin bat mich, einen neuen Platz zu suchen, der mir angenehmer sei. Ohne viel nachzudenken, setzte ich mich neben meinen Mann aufs Sofa. Hier ging's mir gut – und schlagartig änderte sich die Stimmung für alle Familienmitglieder. Mein Mann fühlte sich wohler, er spürte, wie Energie in ihm aufkam. Unsere Tochter rückte näher heran, und unser Sohn blieb in meiner Nähe, jaulte aber nicht mehr so nervtötend. – »Na ja«, dachte ich nach dieser Skulpturarbeit, »mit Rollenspielern geht das ganz einfach, aber in der Realität ...?« – Neugierig war ich trotzdem ...

Daheim angekommen, setzte ich mich, als die wohlbekannte Szene wieder ablief, neben meinen Mann aufs Sofa. Ich staunte nicht schlecht! Er legte seine Zeitung beiseite und nahm mich in den Arm. Ich hatte keinem von meiner Skulptur erzählt, doch es reichte völlig aus, dass ich mein Verhalten änderte. Im selben Augenblick hatten die anderen Familienmitglieder neue Möglichkeiten, auf mich zu reagieren.

Durch diese Familienskulptur wurde unser gemütliches Sofa ein zweites Mal eingeweiht, und es ist nach wie vor unser liebster Platz in der Wohnung. Und noch etwas: Wir haben die Aufgaben im Haushalt neu verteilt.

TEIL 1
Einleitung

1.1 »Mach doch mal eine Familienaufstellung!«

Die Familie ist tot – es lebe die Familie! Wurde in den 70er-Jahren des 20. Jahrhundert die Familie als Auslaufmodell gehandelt und fast schon totgesagt, so erleben wir in den vergangenen fünfzehn Jahren eine gegenläufige Entwicklung.

Trotz der ansteigenden Zahl der Single-Haushalte, in Großstädten wie München liegt ihr Anteil bereits bei 54 Prozent, nehmen das Interesse an und die Sehnsucht nach Familie ständig zu. Familie bewegt sich heute in einem großen Spannungsfeld: Viele soziale, wirtschaftliche und religiöse Bindungen, die die Familie zusammengehalten, ja oft unfreiwillig zusammengezurrt haben, sind weggefallen. Stattdessen ziehen heute so viele Kräfte von außen an der Familie, dass es einer beständigen Konzentration auf das Miteinander bedarf, um die Familie als Lebensmittelpunkt zu erhalten.

Unter Jugendlichen hat die Familie seit der Jahrtausendwende kontinuierlich an Bedeutung gewonnen. In der 16. Shell-Studie (2010) meinen inzwischen Dreiviertel aller Jugendlichen, dass man eine Familie brauche, um wirklich glücklich leben zu können. Fast so viele Jugendliche wollen eines Tages selbst eine Familie gründen, und ein Großteil dieser Jugendlichen will seine Kinder später einmal so erziehen, wie sie selbst erzogen wurden.

Das wachsende Interesse an familiären Beziehungen spiegelt sich auch in der therapeutischen Landschaft wider. Familientherapie gehört zu den beliebtesten und zugleich erfolgreichsten Therapieformen. Viele Menschen suchen heute (wieder) ihr seelisches Wohlbefinden im Kontext ihrer wichtigsten Bindungen zu verstehen. Sie suchen nach Lösungen, die nicht mehr nur ihr individuelles Glück, sondern auch das Glück der anderen und das Glück in Beziehung zu den anderen im Blick haben.

In der systemischen Familientherapie steht diese wechselseitige Vernetzung im Zentrum der Aufmerksamkeit. Wie wirkt sich das Denken und Handeln des einen auf all die anderen aus? Wie wirkt sich beispielsweise die Krankheit eines Familienmitglieds oder die Außenbeziehung eines Elternteils oder die Lese-Rechtschreib-Schwäche eines Kindes auf alle anderen aus und was können alle Betroffenen als Beteiligte dieses Familiensystems zur Lösung des Problems beitragen? Die systemische Familientherapie bespricht nicht nur diese Themen, sondern sie kennt eine Vielzahl von Methoden, um diese Wechselwirkungen in Beziehungsnetzen sichtbar, hörbar und spürbar zu machen. Drei dieser darstellenden Methoden werde ich Ihnen in diesem Buch explizit vorstellen: die Familienskulptur, die Familienrekonstruktion und die Familienaufstellung. Zum tieferen Verständnis dieser Methoden werden Sie zentrale Grundannahmen der systemischen Familientherapie kennenlernen.

Eine Methode der systemischen Familientherapie ist in den 90er-Jahren sehr bekannt geworden: die Familienaufstellung. In Großveranstaltungen praktizierte Bert Hellinger seine Form der Familienaufstellung und löste damit diese Methode aus dem therapeutischen Kontext heraus. Eine große Öffentlichkeit erlebte nun mit, welche Wechselwirkungen in einem Familiensystem ablaufen, wie familiäre Bindungen sich über Generationen auf das Leben des Einzelnen auswirken können und wie ein Familiensystem sich neu strukturieren kann, wenn alte traumatische Erfahrungen gesehen und geachtet werden. Diese oft verblüffenden Lösungen faszinierten viele suchenden Menschen, zogen sie geradezu magisch an. Doch durch apodiktisch wirkende Aussagen während der Aufstellungen erregte Hellinger auch kontroverses Aufsehen. Kritiker warfen ihm vor, er zementiere ein patriarchalisches Familienbild, wenn er eine bestimmte Ordnung in der Aufstellung vorgab.

Hellinger traf andererseits auch den Nerv der Zeit, als er 1994 die »Ordnungen der Liebe« veröffentlichte. In einer Zeit, da Beziehungen als brüchig erlebt werden und die Sehnsucht nach einer heilen Familie so groß ist wie nie zuvor, werden Ordnungen der Liebe dringend gesucht. Diese Ordnungen beinhalten beispielsweise, dass die Eltern vor ihren Kindern Vorrang haben. So kann das Familienleben nur gelingen, wenn die Eltern die Verantwortung für ihre Kinder übernehmen und für sie Sorge tragen – nicht umgekehrt. Versucht aber ein Kind, für die Eltern zu sorgen, z.B. deren Ehe zu retten, zahlt das Kind für die Verdrehung der Ordnung einen hohen Preis.

Damals wurde ich häufig gefragt, was es mit diesen Familienaufstellungen auf sich habe, ob das Angebot in diesen Seminaren wirklich seriös sei. »Hast du so eine Hellinger-Ausbildung gemacht?« »Ich habe gehört, dass dort ganz irre Zusammenhänge erkannt werden können.« »Meine Freundin weiß jetzt, dass sie gar nicht das erste Kind ihrer Eltern ist, was sie schon immer bezweifelt hat. Wie erklärst du dir das?« Solche Fragen regten mich 1999 an, ein Buch über die darstellenden Methoden der Familientherapie zu schreiben. Mein Ziel war es, Familienaufstellungen im Gesamtzusammenhang systemischer Arbeit verständlich zu machen und interessierten Menschen Wege aufzuzeigen, wie sie diese hochwirksame Methode für sich nutzen können.

In Fachkreisen spitzte sich in den folgenden Jahren die Kontroverse um Bert Hellinger zu – die einen verehrten ihn, andere bekämpften ihn. Im Jahr 2003 veröffentlichte der Dachverband der Familientherapeuten DGSF eine »Stellungnahme zum Thema Familienaufstellung« und forderte einen kritisch-reflektierten Umgang mit dieser Methode. In der 2004 veröffentlichten »Potsdamer Erklärung der Systemischen Gesellschaft zur Aufstellungsarbeit« distanzierte sich der zweite große systemische Dachverband von Hellingers mystifizierenden Beschreibungen und dogmatischen Deutungen.

Nicht nur methodisch gab Bert Hellinger der Familienaufstellung ein eigenes Gesicht, sondern es entstand in der Folge auch ein riesiges Seminarangebot. Verwendeten bislang nur Familientherapeuten im Rahmen der Therapie oder Beratung diese Methode, bieten inzwischen Ärzte, Psychologen, Erziehungsberater und Heilpraktiker Familienaufstellungen an, aber auch esoterische Heiler und selbsternannte Gurus ohne qualifizierte Ausbildung reiten auf der Hellinger-Welle. Wer eine Familienaufstellung machen möchte, steht vor einem Wald von Angeboten und fragt sich, wie er oder sie einen seriösen Berater oder eine erfahrene Therapeutin für diese tief greifende Arbeit finden kann.

Mit diesem Buch möchte ich diejenigen, die sich für Familienaufstellungen interessieren, diese therapeutische Methode in der Bandbreite ihrer Möglichkeiten vorstellen und der Familienaufstellung wieder einen Platz innerhalb der systemtherapeutischen Arbeit neben Familienskulptur, Familienrekonstruktion und vielen anderen systemischen Methoden geben.

Da diese drei Methoden auch außerhalb der systemischen Beratung oder Therapie in Selbsterfahrungsseminaren angeboten werden, bekommen Sie im letzten Abschnitt einige praktische Hinweise, wie Sie sich gut auf solche Seminare vorbereiten können. Für die Suche nach der für Sie passenden Beraterin oder dem für Sie richtigen Therapeuten erhalten Sie hilfreiche Anregungen. Auf Vorbehalte und mögliche Gefahren wird eigens eingegangen. Vielleicht haben Sie aber auch – unabhängig von irgendwelchen Seminaren – Lust bekommen, sich mit Ihrer Familie zu beschäftigen.

In allen Kapiteln nehme ich Sie mit auf eine spannende Reise – eine Reise zu Ihrer eigenen Familie. Die Familie, die Sie in Ihrer Kindheit und Jugend geprägt hat. Die Familie, die bereits vor Ihrer Geburt durch glückliche, vielleicht auch schwere Ereignisse eine ganz besondere Atmosphäre hatte. Es ist die Familie, die Sie auch heute noch beeinflusst – aus der Sie manch Kraftvolles mitnehmen können, in die Sie aber auch Lasten, alte Lösungen aus längst vergangenen Zeiten, zurückgeben können, weil Sie für sich entdeckt haben, dass sie nicht die Ihren sind. Nach dem Motto: Entdecke deine Wurzeln und du spürst deine Flügel!

1.2 Familienthemen mit allen Sinnen verstehen

Wenn Sie sich längere Zeit mit Familien beschäftigen, werden Sie feststellen, dass es in jeder normalen Familie mehr oder weniger

Ver-rücktes gibt. Verstrickte Beziehungen über Generationsgrenzen hinweg kommen in unzähligen Familien vor. So bespricht z.B. eine Mutter all ihre Sorgen mit ihrer Tochter statt mit ihrem Mann. In anderen Familien werden Themen ausgeblendet, weil sie zu schmerzhaft sind, z.B. Suizid, Abtreibung, ein uneheliches Kind oder eine NS- oder Stasi-Vergangenheit. Auch wenn keiner offen darüber spricht, wirken solche Familiengeheimnisse oft über Generationen nach. Wahrscheinlich kennen Sie das Phänomen, dass Familienmitglieder, die als »schwarzes Schaf« ausgegrenzt und nicht direkt erwähnt werden, unterschwellig erst recht im Mittelpunkt von Familiengesprächen stehen. Oder viele Erwachsene spüren, dass sie sich von ihren Eltern innerlich noch nicht gelöst haben. Sie fühlen sich an sie gebunden, obwohl sie viele hundert Kilometer von ihnen entfernt wohnen. Sie bemerken, dass sie in zentralen Lebensfragen, sei es im Beruf oder in der Partnerschaft, »Geboten« folgen, die ihnen von ihrem Vater oder ihrer Mutter vorgegeben und vorgelebt wurden. Der schon in der Schulzeit verinnerlichte Satz: »Du bist zwar gut, aber du könntest noch besser sein«, ist eine Botschaft, die manchen Erwachsenen immer noch zu Höchstleistungen antreibt, sodass er sich ungewollt permanent selbst überfordert.

Viele Erwachsene hegen den Wunsch, sich selbst besser zu verstehen. Sie wollen endlich begreifen, weshalb sie immer wieder in dieselben Verhaltensweisen hineinrutschen, warum übermächtige Gefühle sie in gewissen Momenten plötzlich überrollen und wie sie aus solchen Teufelskreisen herausfinden können. Familienskulpturen und Familienaufstellungen sind zwei unterschiedliche, aber doch miteinander verwandte Methoden, dem familiären Zusammenspiel auf die Schliche zu kommen. Bei beiden Spielarten stellen Rollenspieler die Familienmitglieder dar. Wenn über die Rollenspieler, die für die Familienmitglieder stehen, deutlich wird, wie das Familiensystem sich organisiert, d.h., wie die verschiedenen Familienmitglieder sich gegenseitig beeinflussen, bewirkt dies bereits eine Veränderung. Eine neue Entwicklung wird damit angestoßen.

Familienskulpturen und Familienaufstellungen bringen ans Tageslicht, was die aufstellende Person selbst längst in sich trägt. Sie machen Beziehungserfahrungen sichtbar, hörbar und spürbar, die bis zu diesem Zeitpunkt, teilweise unbewusst, in jedem von uns ruhten. Familienmythen und Familienregeln werden offensichtlich und damit auch handhabbar. Erst dann können neue Lebensentscheidungen getroffen und andere Wege beschritten werden.

Sie werden sich jetzt fragen, worin denn der Unterschied zwischen Familienskulptur und Familienaufstellung liegt. Ich möchte hier eine erste, knappe Abgrenzung vornehmen:

Mithilfe von *Familienskulpturen* wird der Ablauf der *Kommunikation* zwischen den Familienmitgliedern herausgearbeitet. Wer redet wie mit wem? Mit welcher inneren Haltung? Gestik, Mimik, Tonfall spielen hier eine wichtige Rolle. Skulpturen zeigen das Wie der Interaktionen, sie führen typische Handlungsabläufe vor Augen, die sich zwischen den Familienmitgliedern abspielen. Sie verdeutlichen, wer wie viel Macht ausübt. Mithilfe von Familienskulpturen beleuchten, klären Sie vor allem aktuelle Beziehungsmuster. In einem zweiten, späteren Schritt ist es Ihnen möglich, diese Interaktionen anders zu gestalten.

Für eine Familienskulptur brauchen Sie zunächst so viele Personen, wie an der aktuellen Problemsituation beteiligt sind, z.B. Mann und Frau. In der Beratung bzw. Therapie sind das gewöhnlich die Beteiligten selbst, im Seminar können Sie stellvertretende Rollenspieler dafür nutzen. Nun nimmt jede Person die Haltung ein, die dem beschriebenen Gefühl, der beschriebenen Handlung entspricht. Beispielsweise kauert sich jemand zusammen, der sich überrollt fühlt, oder es baut sich jemand mit breitem Kreuz auf, der sich mächtig fühlt. Über das Einnehmen dieser markanten Körperhaltungen erspüren die Beteiligten den grundlegenden Konflikt, und meist entstehen darüber neue Assoziationen. Es beginnt in jedem Fall ein innerer Suchlauf, wie mit einer entsprechenden Situation anders umgegangen werden könnte. Ziel ist eine Kommunikation zwischen den Beteiligten, die jedem mehr Spielräume und mehr Entspannung ermöglicht.

In der *Familienaufstellung* dagegen stehen die *Grundstrukturen* der Familie im Zentrum. Es geht vorrangig um die *Positionen* der Familienmitglieder zueinander, d.h. um Nähe und Distanz sowie Ausrichtung im Raum. Wer steht wie zu wem? Welche Personen gehören dazu? Wer hat welchen Platz in der Familie?

In Aufstellungen werden *alle* zum Familiensystem gehörenden Personen einbezogen, auch Verstorbene und Vermisste. Besonderes Augenmerk wird auf ausgegrenzte Familienangehörige gerichtet. Ordnung und Achtung unter den Familienmitgliedern stehen im Mittelpunkt des Interesses. Folgende Fragen können sich dabei ergeben: Wo sind die Beziehungsebenen verworren? Wo nimmt ein Kind eine Eltern- oder Partnerposition ein? Wo wird der Tod eines Kindes verschwiegen und vergessen? So sind Familienaufstellungen besonders geeignet, um generationsübergreifende Konflikte und Verstrickungen aufzudecken und zu entwirren.

Für Familienaufstellungen benötigt man i.d.R. eine größere Gruppe von Personen, die stellvertretend für alle Familienmitglieder stehen. Oder es wird, wie in der Beratung oder Therapie üblich, die Familienkonstellation mit Holzfiguren oder Fußbodenplatten gestellt. Die Personen, die von dem Aufstellenden im Raum positioniert werden, können aufgrund ihrer Beziehung zu den anderen Familienmitgliedern im Raum Gefühle, Gedanken oder auch Körperempfindungen ausdrücken, die Rückschlüsse auf die Beziehungskonstellation geben. Darüber zeigen sich beispielsweise ein offener Konflikt, eine festgehaltene Trauer, eine früh verlorene Bindung oder irgendeine andere Störung im Beziehungsnetz. Ziel dieser Arbeit ist es, das Beziehungsnetz Familie wieder zu vervollständigen, Bindungen zu stärken und Ablösungen (nicht: Abbrüche!) zu ermöglichen.

Neben der Familienskulptur und der Familienaufstellung werden Sie in einem kleinen Streifzug noch eine dritte darstellende Methode der Familientherapie kennenlernen: *die Familienrekonstruktion.* Sie bildet eine Art Bindeglied zwischen der Skulptur- und der Aufstellungsarbeit. Durch sie wird die Aussagekraft einer Skulptur mit der generationenübergreifenden Perspektive verbunden.

Für eine Familienrekonstruktion trifft sich ebenfalls eine größere Gruppe, die allerdings über mehrere Tage beieinander bleibt. Oder aber im Rahmen von Beratung und Therapie braucht man eine ansehnliche Sammlung von verschieden großen Holzfiguren. Bei einer Familienrekonstruktion stellt man viele Szenen, die sich im Laufe der Geschichte innerhalb einer Familie ereignet haben – von der Heirat der Großeltern bis zur heutigen Zeit. Jedes Mal, wenn ein Mitglied zur Familie hinzukommt, verändert sich ja die Konstellation. Ebenfalls verändert sich das Beziehungsgefüge, wenn jemand weggeht. Beispielsweise führt die Geburt eines zweiten Kindes dazu, dass das erstgeborene seine zentrale Position aufgeben muss, oder der Tod der Lieblingsoma, die die ganze Familie zusammengehalten hat, lässt bestehende Spannungen zwischen erwachsenen Geschwistern deutlich zutage treten.

Die Familienrekonstruktion dient vor allem der Wiedergewinnung von Familienwissen und Familiengefühlen. Entwicklungen in der Familiengeschichte werden nachvollziehbar, ganz besonders, wenn über dramatische Ereignisse wie Flucht, Vertreibung oder andere Kriegsfolgen große Teile des Familienwissens verloren gegangen sind.

Zur Entstehungsgeschichte von Familienaufstellung und Familienskulptur

Sowohl die Familienskulptur als auch die Familienaufstellung ist aus mehreren Therapieansätzen gewachsen. Ebenso wie die *Systemische Psychotherapie* selbst, die in der Familientherapie eine Vorentwicklung hat.

Die Familientherapie entstand nach Ende des Zweiten Weltkriegs zeitgleich an unterschiedlichen Orten in den USA. Ob Psychoanalytiker wie Ivan Boszormenyi-Nagy, Psychotherapeuten, die sich an

C. G. Jung orientierten, z.B. Paul Watzlawick, oder der Humanistischen Psychologie zuzuordnende Therapeuten wie Virginia Satir, sie alle arbeiteten zunächst mit ihren Patienten in der gängigen Form der Einzeltherapie. Allzu häufig mussten sie erkennen, dass die Therapieerfolge zerrannen, sobald die Patienten wieder in ihre Familie zurückkehrten. Daher begannen sie, mit ganzen Familien zu arbeiten. Virginia Satir beschäftigte sich zunächst als Sozialarbeiterin mit schwer erziehbaren Kindern und entwickelte auf diesem Weg die *entwicklungs- und wachstumsorientierte Familientherapie*. Salvador Minuchin arbeitete mit Familien in Slums und entwickelte dabei die *strukturelle Familientherapie*. Er achtete vor allem auf die Ordnungen in der Familie. Das ist nicht verwunderlich, wenn man bedenkt, dass viele Familien, die in sozialen Brennpunkten leben, unvollständig sind und nicht selten Kinder Erwachsenenrollen einnehmen.

Allen Schulen gemeinsam ist das Grundverständnis, dass psychische Belastungen und Krankheiten nicht isoliert als ein Problem des Individuums, sondern nur im Kontext des sozialen Umfelds, vorrangig der Familie, verstanden werden können.

Die Vielzahl familientherapeutischer Schulen und Entwicklungen vorzustellen, würde den Rahmen dieses Ratgebers sprengen. Wenn Sie sich über die Geschichte der Familientherapie näher informieren wollen, möchte ich auf die Literaturauswahl im Anhang verweisen.

Die meisten Familientherapierichtungen stützen sich auf eine systemische Denkweise, daher der heute hauptsächlich verwendete Name *Systemische Therapie*. Systemische Therapeuten teilen die Überzeugung, dass Systeme wie eine Familie, ein Paar oder auch ein Kollegenteam sich selbst definieren und organisieren und es daher nicht möglich ist, diese von außen auf ein bestimmtes Ziel hin zu lenken.

In jedem System, egal ob das eine Familie oder eine Schulklasse ist, gibt es Kommunikationsstrukturen. Sie regeln, nach welcher Ordnung, was und in welcher Art und Weise kommuniziert wird; z.B. worüber offen gesprochen und worüber geschwiegen wird; welche Werte hochgehalten, welche real gelebt und welche nur verbal verteidigt werden. Dadurch entwickelt jedes System eine Eigendynamik, die es stabilisiert und erhält.

Kommt nun von außen eine starke Irritation auf ein System zu, beispielsweise ein Elternteil wird arbeitslos, dann hat das Auswirkungen auf alle Familienmitglieder. Jeder reagiert auf seine Weise. Der eine agiert blindwütig, die andere zieht sich zurück, und ein Dritter wird körperlich krank. All diese unterschiedlichen Reaktionen lassen sich als Lösungs(ver)suche des Systems verstehen. Wenn der Leidensdruck bei einem oder mehreren Familienmitgliedern so groß wird, dass der Einzelne es nicht mehr erträgt, wird die Therapie als weiterer Lösungsversuch anvisiert.

Genauso wenig wie die Reaktion des Systems auf die eine Irritation »Arbeitslosigkeit« voraussehbar war, ist jetzt die Reaktion auf die Therapie vorhersagbar. Jedes Familienmitglied reagiert auf die therapeutischen Impulse anders, und diese Reaktionen setzen das ganze Familiensystem in Bewegung. So in Bewegung versetzt, bestimmt das System dann selbst die Richtung der Veränderung, es organisiert sich neu oder aber, wenn die Spannung zu groß wird, löst es sich auf (z.B. durch Scheidung).

Damit verändert sich auch die Rolle der Therapeutinnen und Therapeuten: Nicht die Therapeutin oder der Berater kennt eine für den Klienten oder die Familie »optimale« Lösung, nicht er oder sie weiß, was für die Familie »gut« ist, sondern die Familie selbst ist Expertin für ihr Zusammenleben, sie findet letztlich ihre Lösung selbst. Therapie oder Beratung bietet den Einzelnen im Familiensystem eine reflektierende Außensicht an, und dadurch verändert sich die Kommunikation innerhalb des Systems. Dies wiederum regt einen Entwicklungsprozess an.

Heute wird in vielen systemischen Therapien und Beratungen nicht mehr zwingend mit der ganzen Familie gearbeitet, sondern je nach den gegebenen Möglichkeiten auch mit Einzelpersonen, mit Paaren oder mit Kindern, je nachdem, wer sich und sein Familiensystem neu verstehen will und dafür Lösungen sucht. Egal, in welchem Setting gearbeitet wird, die systemische Denkweise prägt das therapeutische Handeln: Die Kraft der Veränderung liegt im System.

Familienskulptur und Familienaufstellung nützen diese Kraft der Veränderung, indem sie mit allen Sinnen das aktuelle Problem im systemischen Zusammenhang erfassen.

Seit über 40 Jahren ist die *Familienskulptur* fester Bestandteil in der systemischen Familienberatung und -therapie. Die Anfänge gehen auf Bunny Duhl, Fred Duhl, David Kantor sowie Virginia Satir zurück. Durch die amerikanische Familientherapeutin Virginia Satir, die die Skulpturarbeit in vielfältiger Weise weiterentwickelte, verbreitete sich diese Methode in den 70er- und 80er-Jahren in den gerade neu entstehenden Familientherapieschulen Deutschlands. Virginia Satir hatte erkannt, dass Klienten, selbst wenn sie im therapeutischen Gespräch Einsichten über ihr Verhalten gewinnen, oft nicht in der Lage sind, ein sie selbst und andere störendes Verhalten zu verändern. Erst wenn sie ihr Verhalten mit allen Sinnen und im Zusammenspiel mit ihren Familienangehörigen begriffen haben, wird aus dem Wissen ein tiefes Verstehen. Dann wird es möglich, etwas Neues im Leben auszuprobieren: in der Partnerschaft, im Umgang mit den Eltern, mit den Kindern oder aber im Berufsleben. Virginia Satir verband in der Familienskulptur Techniken aus dem Psychodrama und der Kommunikationstherapie mit der systemischen Familientherapie.

Die *Familienaufstellung* ist aus verschiedenen familientherapeutischen Richtungen erwachsen. Ein wesentlicher Baustein ist die Familienrekonstruktion nach Virginia Satir. Hierbei wird die Entwicklung einer Familie über drei Generationen, angefangen bei den Großeltern bis in die Jetztzeit, über eine Vielzahl von Familienskulpturen nachvollzogen. In Laufe der letzten Jahrzehnte wurden diese Techniken von verschiedenen Familientherapeuten weiterentwickelt. In Deutschland ist die Familienaufstellung inzwischen eng mit dem Namen Bert Hellinger verbunden. Hellinger erkannte in langjähriger Arbeit mit Aufstellungen, dass Familien sich nach bestimmten Ordnungen organisieren. Werden diese »Ordnungen der Liebe«, wie er sie nennt, durchkreuzt, führt dies zu unglücklichen Beziehungen oder auch zu Krankheiten. Hellingers Einsichten erklären, wodurch z.B. Partnerschaften zerbrechen, was die Beziehung zwischen Eltern und Kindern zerstört, welch schwere Last Patchworkfamilien tragen, wenn die ersten Ehepartner verachtet werden, und vieles mehr. Allerdings bergen diese Antworten auch die Gefahr in sich, dass sie als feste Dogmen über jede Familie gestülpt werden. Wenn Bert Hellinger zur Trademark und Familienaufstellungen als »Fastfood-Therapie« mit feststehenden Lösungen verkauft werden, dann hat das mit systemischer Arbeit nur noch wenig zu tun. Hiervon haben sich die systemischen Dachverbände ganz klar distanziert.

Inzwischen haben systemische Therapeuten die Theorie und Praxis der Familienaufstellung fortgeschrieben. So entwickelten Varga von Kibed und Insa Sparrer aus den Familienaufstellungen die Strukturaufstellungen, in denen auch Lebensthemen wie Entscheidungen oder Wertekonflikte mit Stellvertretern aufgestellt werden. Franz Ruppert verknüpft die Aufstellungsarbeit mit der Bindungs- und Traumatherapie. Er zeigt auf, wie schwerwiegende Traumata zu generationsübergreifenden Bindungsstörungen führen können.

Beziehung leben – jetzt und hier

Egal, in welcher Lebenssituation ich mich befinde, die Familie hat einen weitaus größeren Einfluss auf meine Lebensgestaltung, als mir dies oft bewusst ist. Ob ich mit Leidenschaft oder unfreiwillig ein wildes oder zurückgezogenes Leben als Single führe, ob ich in einer offenen, freizügigen Partnerschaft oder einer verbindlichen Ehe lebe, ob ich eine Familie mit einem oder mehreren Kindern gegründet habe, immer wird meine Lebensentscheidung von den inneren Bildern beeinflusst, die in der eigenen Herkunftsfamilie entstanden. Will ich mein Handeln verstehen, will ich meine Rolle, die ich heute als erwachsene Frau oder als erwachsener Mann spiele, entschlüsseln und aktiv in die Hand nehmen, dann wird mir dies am ehesten gelingen, wenn ich mein Familiensystem, die Familie, in der ich aufgewachsen bin, mit allen Sinnen begreife. Familienskulpturen zeigen mir, wie ich gelernt habe, auf andere Menschen zuzugehen, wie ich meine Wünsche oder aber auch Kritik äußere.

Selbst wenn jemand mit seinen Eltern im Clinch liegt oder sich mit seinen Geschwistern streitet, ändert dies nichts an der Tatsache, dass er sein Denken, sein Fühlen und Handeln in der Auseinandersetzung mit dieser Herkunftsfamilie entwickelt hat. Zur *Herkunftsfamilie* zählen zum einen die *Eltern* und *Geschwister.* Vom ersten Lebenstag an haben wir ihre Umgangsformen, die Art und Weise, wie sie mit uns und untereinander Kontakt aufnehmen, verinnerlicht. Zur Herkunftsfamilie zählen aber auch die *Großeltern, Onkel* und *Tanten,* denn sie prägten unsere Väter und Mütter, als diese Kinder waren. Was unsere Eltern uns mitteilten, haben sie natürlich auch wieder von ihren Eltern und Geschwistern in ihrer Lebensentwicklung gelernt. So sind viele Generationen an unserem Werden beteiligt – auch wenn mancher nicht mit all diesen Personen persönlich Kontakt hatte.

Ich habe beispielsweise meinen Großvater väterlicherseits nie kennengelernt. Er starb, als mein Vater noch kein Jahr alt war. Ich als Erstgeborene habe wohl am stärksten mitbekommen, wie mein Vater nach Vorbildern suchte, als ich geboren wurde. Er hat sich sicherlich mehr Gedanken darüber gemacht, wie er ein guter Vater sein kann, als ein Mann, der seinen eigenen Vater erlebt hat.

Um zu begreifen, was in einer Familie geschieht, in der zentrale Personen fehlen – sei es, dass sie sehr früh gestorben sind, nach dem Krieg vermisst wurden oder auf der Flucht verschollen sind –, ist die Familienaufstellung eine sehr wirkungsvolle Methode. Gerade die abwesenden Personen haben einen starken Einfluss auf die Hinterbliebenen. Kinder spüren die starken Sehnsüchte ihrer Eltern, die heimliche Verehrung oder Missachtung der Abwesenden.

Partnerschaft – die zweite Beziehung

Wenn eine Frau oder ein Mann heute in einer Partnerschaft lebt, dann spielen in das Zusammenleben zudem die Herkunftsfamilie des Partners, seine Eltern, seine Geschwister, seine Großeltern und möglicherweise auch Onkel und Tanten hinein. Die Erfahrungen zweier Familien treffen aufeinander. Beide Partner haben in ihren Herkunftsfamilien intuitiv, lange bevor sie reden und laut reflektieren konnten, ihre grundlegenden Beziehungserfahrungen gemacht: Wie verhält sich eine Frau, wie ein Mann? Wie verhalten sie sich zueinander? Wie werden Wünsche und Bedürfnisse geäußert, wie durchgesetzt? Wie werden Gefühle kommuniziert?

In manchen Familien ist es ein Tabu, über Ängste zu reden, dafür wird ganz ungezwungen am Küchentisch über Sex gesprochen. In anderen Familien werden keinerlei Zärtlichkeiten gezeigt, aber wenn es einem schlecht geht, kann man absolut sicher mit Unterstützung rechnen. Jede einzelne Familie hat ihren eigenen Kodex, der – meist ohne dass darüber jemals gesprochen wird – festlegt, welche Gefühle erlaubt sind und wann bzw. wie über welche Themen gesprochen werden darf.

▶▶ *Beispiel: Sabine und Martin sind seit drei Jahren befreundet. Weil sie immer öfter miteinander streiten, suchen sie eine Partnerschaftsberatung auf. Martin versteht Sabine nicht. Für ihn ist es unbegreiflich, warum sie fuchsteufelswild wird, wenn er ihr nicht sofort eine Antwort auf ihre Fragen gibt. »Du behandelst mich wie Luft!«, schreit sie ihn an. »Wieso fragst du mich etwas, wenn ich lese?«, antwortet Martin sichtlich erstaunt.*

»Nicht nur wenn du liest, auch sonst bist du oft in Gedanken und rührst dich keinen Millimeter«, wettert sie.

Sabine stellt ihre Sicht in einer Skulptur auf. Sie stellt Martin steif stehend im Raum auf. Sie tanzt wie ein kleines Rumpelstilzchen um ihn herum und versucht ihn zu erreichen.

Martin erlebt sich in dieser Haltung als abwesend und unbeteiligt. Sabine sagt: »Ich fühle mich wie ein kleines Kind, das man einfach igno-

riert.« Über den körperlichen Ausdruck ihrer inneren Verfassung spürt Sabine hinter ihrer Wut auch Verzweiflung – es ist die Verzweiflung des kleinen Mädchens, die auch sichtbar wird, als sie auf die Frage, woher sie dieses Gefühl kennt, antwortet: »Für mich bedeutet, wenn jemand nicht reagiert, dass ich ihm egal bin. Dann ist er wahrscheinlich wütend auf mich und will mir zeigen, dass ich etwas falsch gemacht habe. Es gab Zeiten, da hat mein Vater tagelang nicht mit mir gesprochen.«

»Hattest du den Eindruck, dass du deinem Vater egal bist oder dass er auf dich wütend ist? Das ist nicht das Gleiche.« – Sabine überlegt: »Ich glaube, er tat nur so, als wäre ich ihm egal. Ich glaube, er war wütend, weil er nicht verwinden konnte, wenn ich etwas gegen seinen Willen tat, z.B. bei einer Freundin übernachten und so.«

Bisher konnte Martin nicht verstehen, weswegen Sabine so überreagiert, denn er hat ganz andere Erfahrungen in seiner Familie gemacht. Er erzählt: »Wenn bei uns zu Hause einer nicht antwortete, vor allem wenn er las, dann war klar, dass er nicht gestört werden wollte. Dann musste ich halt warten, bis mein Vater oder meine Mutter von der Zeitung aufsahen.« – »Und was hast du dann gemacht?«, fragt ihn Sabine. – »Ich bin vor meinem Vater oder meiner Mutter so lange stehen geblieben, bis sie eine Reaktion zeigten, aber das hat nie so lange gedauert.«

Dieser Ausschnitt aus einer Skulpturarbeit zeigt, welch unterschiedliche Bedeutungen ein und dasselbe Verhalten in zwei Familien haben kann und wie es in jungen Partnerschaften zu großen Missverständnissen führt. Schweigen heißt für Sabine Liebesentzug, für Martin intensiv beschäftigt sein. Solche gravierenden Unterschiede müssen die Partner klären, damit die gemeinsame Zukunft glücklich werden kann.

Single-Leben – frei von Familie?

Auch wenn eine Frau oder ein Mann sich für ein Leben als Single entscheidet, spielen die grundlegenden früheren Beziehungserfahrungen mit hinein. Viele Frauen haben erlebt, wie ihre Mütter unerträgliche Partnerschaften ausgehalten oder aber nach einer Trennung gelernt haben, auf eigenen Füßen zu stehen. Männer hatten oft kein Vorbild in ihren Vätern, sodass ihnen nicht klar ist, wie eine dauerhafte Beziehung, die mehr als ein Nebeneinanderherleben sein soll, funktionieren kann. Ihnen fehlt eine lebendige Vorstellung davon, wie sie eine Zweierbeziehung aktiv gestalten können, welche Rolle sie in der Partnerschaft spielen.

Manche Frauen haben zu ihren Vätern eine – oft unbewusst – enge Verbindung oder eine unerfüllte Sehnsucht. Einen anderen Mann zu lieben würde dann einem Verrat gleichkommen. Umgekehrt gibt es auch die unbewusste starke Beziehung zwischen Sohn und Mutter, die entweder zu nah oder aber unerreichbar war, vielleicht auch durch einen vorzeitigen Tod.

Die Frage, welche Erfahrungen uns beeinflussen, stellen wir uns in der Regel erst, wenn wir mit der aktuellen Lebenssituation nicht zufrieden sind. Dann ist genau *der richtige Zeitpunkt*, um alte Beziehungsbilder zu durchforsten und neue Bilder zu entwerfen. Eine Familienaufstellung oder eine Familienskulptur kann hier zum Schlüsselerlebnis werden.

▸▸ *Beispiel: Andrea lebt jetzt wieder allein. Ein Stoßseufzer der Erleichterung wird hörbar, als sie dies erzählt. Während sie von ihrer neu gewonnenen Freiheit berichtet, kippt ihre Stimme immer wieder. Sie ist wütend auf sich: »Warum suche ich mir immer denselben Typ Mann aus? Kaum bin ich mit ihm ein halbes Jahr zusammen, wird er immer langweiliger und träger, dabei strenge ich mich so an.« Sie stockt, dann fährt sie fort. »Irgendwann kommt der Punkt, wo ich keine Lust mehr habe, ihm hinterherzurennen und ihn zu betören.«*

Tränen stehen in ihren Augen. Sie spürt, wie sehr sie sich nach einer gelungenen Beziehung sehnt.

Auf einem Seminar stellt Andrea ihre Herkunftsfamilie auf. Sie sucht sich vier Rollenspieler für ihren Vater, ihre Mutter, ihre jüngere Schwester und sich selbst aus. Sie stellt sich (1) mit weitem Abstand ihrem Vater (V) ge-

genüber hin. Ein wenig entfernt steht vom Vater aus gesehen links die Mutter (M). Dicht neben der Mutter positioniert sie ihre kleine Schwester (2).

Übermäßiges Engagement aus Sehnsucht – Andreas Familienaufstellung

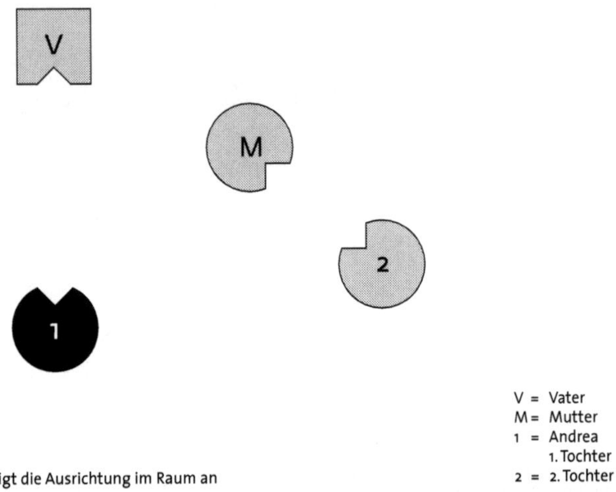

Die Kerbe zeigt die Ausrichtung im Raum an

Nun hört sie von den Stellvertretern, wie diese sich in ihren Positionen erleben.

Vater: »Ich sehe meine Tochter. Sie ist mir sehr fern, und doch fühle ich mich zu ihr hingezogen. Das kann ich ihr aber nicht zeigen. Zu meiner Frau habe ich wenig Kontakt. Ich sehe ihren Rücken. Meine jüngste Tochter nehme ich überhaupt nicht wahr.«

Mutter: »Für meine jüngste Tochter empfinde ich sehr viel Wärme und Zuneigung. Ich bin froh, dass sie so nah bei mir ist. Sie ist mir eine wichtige Stütze. Zu meiner großen Tochter habe ich wenig Kontakt. Ich sehe sie nur aus dem Augenwinkel. Sie ist so anders. Wenn ich jetzt nicht gerade meinen Mann hätte reden hören, hätte ich kaum wahrgenommen, dass er noch da ist. Wir haben uns auseinandergelebt. Er sieht ganz andere Dinge als ich.«

Ältere Tochter: »Ich fühle mich hier sehr einsam. Mein Blick richtet sich auf den Papa. Ich spüre viel Sehnsucht nach ihm. (Tränen stehen in ihren Augen.) Ich versuche alles, um ihn zu erreichen, aber ich komme ihm nicht nahe. Wenn ich nicht auf den Papa schaue, sehe ich hinüber zu meiner Mama und zu meiner Schwester. Ich bin eifersüchtig auf meine kleine Schwester, dass sie so nah bei der Mama ist.«

Jüngste Tochter: »Mama und ich, wir gehören zusammen. Außer der Mama sehe ich eigentlich niemanden richtig. Mir wird es aber zu viel, in Mamas Augen zu schauen. Sie schaut mich so erwartungsvoll an.«

Nun geht Andrea in ihre eigene Position. Wut und Trauer steigen in ihr hoch. Vor Zorn weinend erzählt sie, wie sie oft vergeblich auf ihren Vater gewartet hat, wie sie sich als kleines Mädchen angestrengt hat, seine Liebe zu bekommen. Sie brachte überdurchschnittliche Leistungen aus der Schule nach Hause, sie lernte Skifahren und nahm erfolgreich an Meisterschaften teil, weil sie wusste, dass ihr Vater von diesem Sport begeistert war. Die Seminarleiterin schlägt ihr vor, dem Vater ihren Schmerz direkt mitzuteilen, lädt sie ein, zum Vater zu gehen und ihre Hände in seine zu legen. Nach erstem Widerstand legt sie ihre Hände in die Hände des Vaters. Die Seminarleiterin spricht ihr vor: »Lieber Papa.« Erst widerwillig, dann mit belegter Stimme wiederholt Andrea: »Lieber Papa.«

Die Seminarleiterin ermuntert sie: »Sag's noch mal und schau ihm dabei in die Augen.«

Andrea: »Lieber Papa.«

Seminarleiterin: »Lieber Papa, ich habe so viel unternommen, um dich zu erreichen. Bitte schau mich an.«

Andrea wiederholt.

Die Seminarleiterin wechselt auf die Seite des Vaters und fragt den Vater-Stellvertreter, was er nun seiner Tochter sagen möchte.

Er sagt: »Meine liebe Tochter …« Sein Atem stockt, dann, nach einer Pause: » Ich habe deine Liebe gespürt, aber ich konnte dir die meine nicht zeigen. Heute kann ich dir sagen, dass ich dich sehr liebe.«

Andreas Wut schwindet. Sie spürt die Liebe zu ihrem Vater und schaut ihn lange an. Ihr Vater geht auf sie zu und nimmt sie in den Arm.

In der Aufstellung spürte Andrea, dass sie von ihrem Vater geliebt wird, dass sie liebenswert ist – jenseits jeglicher Anstrengung.

Die Aufstellung wird weiterwirken. Möglicherweise wird sie ihrem Vater von der Aufstellung erzählen und ihm näherkommen, nun aber nicht mehr mit dem Leistungsanspruch an sich selbst. Mit diesem inneren Bild wird sie sich in einer neuen Beziehung anders verhalten können. Immer nur geben, das zerstört eine Partnerschaft. Es ist ein Ausgleich von Geben und Nehmen nötig. Andrea kann lernen zu nehmen. So wie sie ist, ist sie liebenswert. Darum ist sie es auch wert, sich verwöhnen und umsorgen zu lassen.

Wenn Beziehungen krank machen

Zwischen Krankheit und Beziehungen gibt es ein unübersehbares Wechselspiel. Zum einem wird in Beziehungen unterschiedlich mit Krankheit umgegangen. Zum anderen können verstrickte Beziehungen Krankheiten provozieren.

Es gibt Familien, die Krankheiten so lange ignorieren, bis ein Krankenhausaufenthalt unumgänglich ist. In anderen Familien steht ein Antibiotikum bereits parat, wenn sich die erste Novembererkältung ankündigt. Diese so unterschiedlichen Erfahrungen wirken sich darauf aus, welche Bedeutung wir Krankheit und Gesundheit in unserem Leben zuschreiben.

Wenn es daheim hieß: »Nur wer krank ist, darf sich ausruhen«, hat man unbewusst eine Verknüpfung zwischen Krankheit und Entspannung gespeichert. Solchen Menschen fällt es schwer, sich einfach gehen zu lassen und nichts zu tun. Man könnte ja durch die Entspannung krank werden! – Ein verrückter Umkehrschluss, den der erwachsene Mensch nicht nachvollziehen kann, den sich das kleine Kind aber vor vielen Jahren zusammengereimt hat.

Solche häufig nicht offen ausgesprochenen Familienregeln beeinträchtigen uns als Erwachsene. Sie verhindern, dass wir uns z.B. die Ruhepausen gönnen, von denen wir unseren Freunden regelmäßig erzählen, dass wir sie unbedingt bräuchten. Das muss aber nicht so bleiben! Werden verdeckte Familienregeln erkannt, ist es meist nur noch ein kleiner Schritt, neue Wege auszuprobieren.

Umgekehrt können auch Beziehungen Krankheiten fördern. Ein klassisches Beispiel: Wächst jemand in einer Familie auf, in der ein Elternteil alkoholkrank ist, trägt er oder sie ein erhöhtes Risiko, selbst süchtig zu werden. Die Suchtstruktur wird an die nächste Generation weitergegeben. Nicht etwa, weil das Kind zu häufig eine Weinflasche gesehen hat, greift es eines Tages selber zum Alkohol, sondern die tief greifenden Erschütterungen, die es dem Kind schwer machen, ein stabiles Gefühlsleben aufzubauen, wirken weiter. Ein Kind, das mit der »Familienkrankheit Alkoholismus« aufwächst, hat unter anderem gelernt, private Schwierigkeiten konsequent zu leugnen, den eigenen Gefühlen besser nicht zu trauen und Wünsche lieber nicht zu äußern. Auch hat dieses Kind zu seinen Eltern eine sehr ambivalente Beziehung aufgebaut. Vom alkoholkranken Elternteil hörte es »Ich tu's nie wieder«, und doch kam der Vater oder die Mutter wenige Tage später wieder mit einem Rausch nach Hause. Der nicht trinkende Elternteil hat mit großer Wahrscheinlichkeit gedroht, den Partner nicht länger in diesem kranken Zustand zu ertragen – und dann doch über Jahre den Suchtkreislauf mitgemacht. Vom coabhängigen Elternteil lernte das Kind genauso, dass dem ausgesprochenen »Nein« zur Sucht im Verhalten ein »Ja« gegenüberstand. Mit diesen Erfahrungen eröffnen sich dem erwachsen gewordenen Kind wenige Wege, wie es mit Frustrationen, mit Rückschlägen im Leben fertig werden kann – der ihm vertraute Ausweg ist der Alkohol.

Erfolg im Beruf – wie Familienbotschaften wirken

Auch unser beruflicher Werdegang, wiederholte Erfolge oder Misserfolge sind nicht nur individuelle Leistungen bzw. Fehlleistungen. Wie Kooperation unter Gleichgeordneten funktioniert – oder auch nicht –, haben wir mit unseren Geschwistern gelernt. Wie wir uns einem Chef oder einer Chefin gegenüber verhalten, hängt wesentlich mit unserem Kontakt zum Vater bzw. zur Mutter zusammen.

Früh verinnerlichte »Glaubenssätze« steuern unbewusst manche Handlung im Berufsleben. Hieß es: »Ein Indianer kennt keinen Schmerz«, verlernte ein Junge schon früh, eigene Gefühle wahrzunehmen, ihnen zu vertrauen und darauf angemessen zu reagieren. Wer hörte: »Brave Mädchen kommen in den Himmel«, wird sich als Frau zunächst schwertun, eigene Bedürfnisse anzumelden und gegebenenfalls für diese zu kämpfen. »Glaubenssätze« sind verinnerlichte Meinungen, die unbewusst unser Handeln (mit-)bestimmen. In Familienskulpturen können solche Sätze, die uns in Kindertagen eingeschärft wurden, den verschiedenen Familienmitgliedern in den Mund gelegt werden. Die scheinbar vergessene, unbewusst aber nach wie vor gespeicherte Botschaft erklingt laut im Raum und verliert damit ihre magische Kraft.

Auch die eigene Position in der Herkunftsfamilie hat wesentlichen Einfluss auf die Art und Weise, wie wir mit Vorgesetzten und Kollegen umgehen. Eine Erstgeborene, die schon früh zu Hause Verantwortung für kleine Geschwister übernommen hat, wird sich im Berufsleben in einer Leitungsposition leichter zurechtfinden und sie mit ihrer Person ausfüllen als ein Jüngster, der lange Zeit keine Aufgaben zu erfüllen hatte. Doch kann es durchaus möglich sein, dass gerade eine Jüngste sich in einer Führungsrolle beweisen möchte, dass sie Leitungsqualitäten besitzt, oder ein Ältester wählt bewusst einen Arbeitsplatz, an dem er mit einem Team zusammenarbeitet, da er sich früher oft isoliert fühlte.

Spannungsreiche Beziehungen zwischen Geschwistern wiederholen sich manchmal im Berufsleben, wie folgender Ausschnitt aus einer Familienaufstellung zeigt.

▶▶ *Beispiel: Jutta berichtet auf einem Aufstellungsseminar: »Ich arbeite als Krankenschwester und habe jetzt bereits das dritte Mal erlebt, dass ich massiv gemobbt wurde. Allmählich frage ich mich, warum das immer mir passiert.« Sie vermutet, dass sich hier alte Beziehungsmuster wiederholen, und möchte daher ihre Familienkonstellation kennenlernen. Jutta ist die mittlere von drei Schwestern. Mit ihrer großen Schwester hatte sie häufig Streit. Der beste Kontakt bestand zu ihrem Vater.*

Aus der Reihe getanzt – Juttas Familienaufstellung

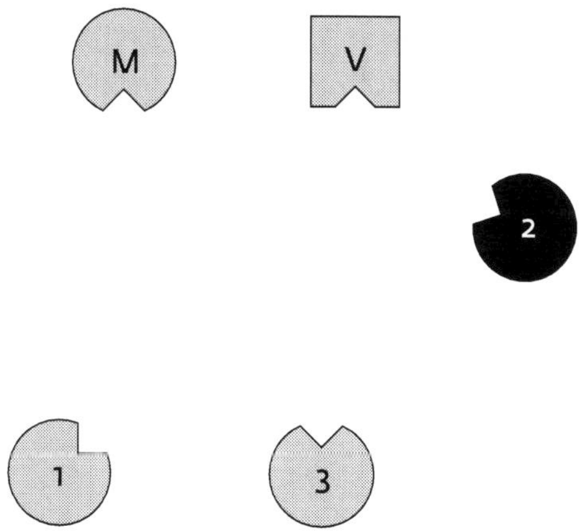

Die Kerbe zeigt die Ausrichtung im Raum an

V = Vater
M = Mutter
1 = 1. Tochter
2 = 2. Tochter
3 = 3. Tochter

Von den Stellvertretern erfährt sie nun, wie sie sich in diesem Familiensystem erleben:

Vater: »Ich sehe meine zweite Tochter. Sie beachte ich am meisten. Ich fühle mich wohl hier mit meiner Frau an der Seite und meiner Lieblingstochter im Blick – fast ein bisschen eng.«

Mutter: »Ich kann alle meine Töchter sehen. Das ist gut. Mich ärgert aber, dass mein Mann nicht mich anschaut, sondern unsere Tochter.«

Älteste Tochter: »Ich schaue auf meinen Vater und meine nächstkleinere Schwester. Ich werde wütend auf sie. Wieso steht sie so nah beim Papa? Zur Seite fühlt es sich angenehm warm an. Es ist gut, dass meine kleine Schwester neben mir ist.«

Mittlere Tochter: »Mir ist nicht wohl hier. Alle scheinen mich zu beobachten. Mama und meine große Schwester schauen so missgünstig.«

Jüngste Tochter: »Am intensivsten nehme ich die jüngere meiner Schwestern wahr. Ich glaube, sie ist mein Vorbild. Meine größere Schwester spüre ich warm neben mir. Zu meinen Eltern habe ich einen guten Kontakt, zu meiner Mutter stärker als zu meinem Vater.«

Nun stellt der Therapeut die Rollenspieler um und schlägt damit ein Lösungsbild vor. Die drei Töchter stehen in einer Reihe nebeneinander den Eltern gegenüber, die erste Tochter rechts, die mittlere in der Mitte, die jüngste links. Alle drei bestätigen, dass es ihnen an diesem Platz nun besser geht. Die mittlere Tochter fühlt sich zwischen ihren Geschwistern ausgesprochen wohl. Vater und Mutter finden es sehr angenehm, alle ihre Kinder im Blick zu haben. Zueinander als Paar empfinden die Eltern nach wie vor eine Distanz. Der Therapeut schlägt ihnen vor, ihre Plätze zu tauschen. »Ja, so ist es besser«, meinen daraufhin beide. Nun löst Jutta ihre Stellvertreterin ab und stellt sich selbst in das Lösungsbild.

An diesem neuen, zunächst ungewohnten Platz zwischen ihren beiden Schwestern geht Jutta ein Licht auf. Auch in ihrer Arbeit hatte sie jeweils in Kürze eine Stellung inne, die sie beim Oberarzt oder Stationsarzt beliebt machte, sie aber von ihren Kolleginnen abgrenzte. Auf einen guten Kontakt zu den Kolleginnen hatte sie sich bisher wenig konzentriert.

Über die Aufstellung hat sie ein neues Bild erhalten. Sie hat mit allen Sinnen erlebt, wie gut es ihr unter Gleichrangigen gehen kann, wenn sie ihren inneren Blick auf sie lenkt und nicht länger auf den Chef fixiert bleibt.

Meine Herkunftsfamilie – Schatz und Schicksal

Während meiner Studienzeit in München kam ich erstmals mit Psychotherapie in Berührung. Meine Freundin litt zunehmend unter ihrem enormen Anspruch, perfekte Leistungen im Studium bringen zu wollen. Sie setzte sich so sehr unter Druck und blockierte sich damit selbst, dass sie keine Seminararbeiten mehr schreiben konnte. Sie ging zu einem Psychotherapeuten. Von da an häuften sich Aussagen wie diese: »Jetzt weiß ich endlich, warum ich so zwanghaft bin. Mein Vater hat mir seinen Willen schon früh aufgezwungen.« »Mein Vater hat mich grün und blau geschlagen, wenn ich keine guten Noten aus der Schule mit nach Hause brachte. Ich dachte, ich könnte vor ihm fliehen, und zog weit fort von daheim, aber ich werde seinen Leistungsanspruch an mich nicht los.« »Ich musste schon mit 16 Monaten aufs Töpfchen gehen. Meine Eltern sind schuld, dass ich mich nicht frei in dieser Welt entfalten kann.« Ich freute mich für meine Freundin, dass sie endlich Hilfe gefunden hatte. Auch faszinierte mich jeder neu erkannte Zusammenhang zwischen ihrem heutigen Leben und ihren Erlebnissen in der Kindheit. Ich fand es spannend, wie genau bestimmte frühkindliche Erfahrungen sich dem Verhalten der Erwachsenen zuordnen lassen. Als meine Freundin aber nach drei Jahren immer noch ihre Schwierigkeiten im Leben mit ihren Eltern begründete und für mein Verhalten auch stets eine frühkindliche Erklärung parat hatte, wurde ich misstrauisch und ärgerlich. Fürs Erste wollte ich von diesem Wühlen in der Vergangenheit nichts mehr wissen.

Ressourcen erkennen und entfalten

Heute in der Beratung höre ich genau diese Befürchtung von Klienten, die bereits Erfahrungen mit Psychotherapie gemacht haben, wenn das Gespräch auf die Herkunftsfamilie kommt. »Was bringt mir das, wenn ich noch mehr darüber weiß, was in meiner Kindheit alles schiefgelaufen ist. Ich will davon nichts mehr hören. Ich will heute leben.« Das geschärfte Problemverständnis und die intensive Selbstreflexion schaffen noch keine Lösung und keinen Frieden.

Dann erzähle ich den Klienten, was mich an der Familientherapie so angezogen hat: Familientherapeuten gehen nicht mit dem Blickwinkel »Was haben die Eltern alles falsch gemacht, dass ich so lebensuntüchtig, unglücklich, einsam oder krank geworden bin« an die Vergangenheit heran. Vielmehr geht es darum, *Fähigkeiten, Gefühle und Träume wieder zu entdecken,* die ein Mensch im Laufe der Kindheit in seinem Inneren verborgen hat. Seit wir geboren sind, tragen wir eine Unmenge von Anlagen in uns, und diese Keimzellen existieren auch heute noch. Manche dieser Anlagen konnten wachsen und erblühen, andere aber verschlossen wir gut in einem Kokon, damit sie uns von jenen Menschen, von denen wir als Kind am stärksten abhängig waren und die wir am meisten liebten, nicht zerstört werden konnten. Um als erwachsene Menschen die Verantwortung für unser Leben übernehmen zu können, brauchen wir oftmals mehr Denk- und Handlungsspielraum, als uns bisher zur Verfügung stand. Dann liegt es an uns, ob wir den Mut besitzen, diese Fähigkeiten wieder auszupacken und zu entwickeln. Vielfach brauchen wir dazu Menschen, die uns helfen, neue Erfahrungen zu machen – den Partner oder die Partnerin, Freunde und manchmal auch einen Therapeuten oder eine Therapeutin.

Ein *Leitbild der Familientherapie*, das sowohl in Familienskulpturen wie auch in Familienaufstellungen zum Tragen kommt, ist die *Ressourcenorientierung.* Gesucht wird nicht nach dem, was fehlt, sondern nach dem, was bereits blüht und kräftig ist, um mit diesen Stärken auch die Lebensfelder zu begrünen, die noch in Winterstarre liegen und auf den Frühling warten.

Ein Kind beispielsweise, das mit einem alkoholkranken Elternteil aufgewachsen ist, wird irgendwann das rückhaltlose Vertrauen, das einem Kind zu eigen ist, aufgegeben haben, wenn es permanent einem Wechselbad der Gefühle ausgesetzt war. Wenn Papa (oder Mama) nüchtern war, kümmerte er sich überfürsorglich um sein Kind, hatte er aber getrunken, schrie er herum und schlug es. Ein solches Kind hat seine Fähigkeit, anderen Menschen zu vertrauen, gut verborgen, aber der Keim des Vertrauens ist immer noch in ihm und wartet darauf, wieder entdeckt zu werden. Dieses Kind hat in dem Heiß-kalt-Spiel aber auch Stärken entwickelt: z.B. besitzt es äußerst sensible Antennen für atmosphärische Schwingungen. Wie öffnet der Papa das Türschloss? Wie kommt er die Treppen herauf? Wie bewegt er sich? Wie sehen seine Augen aus? Wie riecht er? Diese stark ausgeprägte Sensibilität traute sich das Kind aber nicht zu nutzen, da es von Papa oder auch Mama zu hören bekam: »Das stimmt doch gar nicht, ich hab nichts getrunken.«

Mithilfe der Familienskulptur kann der Erwachsene seine Erfahrungen als Kind aus einem neuen Blickwinkel betrachten. Die Sicht bleibt nicht mehr auf die Zweierbeziehung Vater-Kind beschränkt, durch die die Schuld beim Vater lag und das Kind zur kleinen schutzlosen Maus wurde. Stattdessen nimmt der oder die Erwachsene das Zusammenspiel aller Familienmitglieder aus der Vogelperspektive wahr. Er oder sie sieht die Körperhaltung, Mimik, Gestik der anderen Familienmitglieder, er hört etwas über ihr Erleben, er erfährt ihren Schmerz, ihre Liebe, ihre Verzweiflung, ihre Angst, ihre Trauer. Er oder sie erlebt die coabhängige Mutter, die mit ihrer Haltung den Alkoholismus unterstützte, und spürt die unterschiedliche Betroffenheit der Geschwister durch die Familienkrankheit Alkoholismus. Die Alkoholkrankheit wie auch andere persönlichkeitsverändernde Krankheiten werden in Familienskulpturen von vielen Therapeuten durch einen eigenen Rollenspieler dargestellt, sodass der Aufstellende die kranke Person von der Krankheit unterscheiden kann. Denn das Kind empfand damals ein Gefühlschaos. Es liebte den alkoholkranken Vater, ganz einfach weil er der Vater war. Gleichzeitig hasste es seinen Vater dafür, dass er es anlog, seine Seele und womöglich auch seinen Körper verletzte. Beim Erwachsenen bleibt oft nur noch Mitleid und Abscheu, für Liebe gibt es keinen Platz mehr. Werden Vater und Alkoholkrankheit durch zwei Personen dargestellt, finden die ursprünglichen, einander widerstrebenden Gefühle ihren Platz, und der mittlerweile Erwachsene kann sich erlauben, auch die liebevollen Gefühle für den Vater zu spüren. Dieses neue Bild im Herzen ermöglicht ihm oder ihr, sich einen neuen Platz in diesem Familiensystem zu suchen.

Von der egozentrierten zur systemischen Sicht

Kinder nehmen ihre Umwelt, insbesondere ihre Eltern, auf sich selbst bezogen wahr. »Wenn Papa lacht, dann freut er sich über mich« oder »Schaut Mama traurig, so habe ich sie enttäuscht«.

Deshalb fühlen sich Kinder auch bei Konflikten der Eltern schuldig und beziehen deren Streit auf ihr unerwünschtes Verhalten. Erst im Laufe der Jahre lernen Kinder, Ereignisse und Gefühle in einen größeren Rahmen zu stellen. Dies können Eltern natürlich unterstützen, indem sie mit dem Kind offen über Gefühle und Geschehnisse reden. Die frühen Erlebnisse bleiben aber, wenn in der Familie nicht weiter darüber gesprochen wird, oft bis ins Erwachsenenalter egozentriert abgespeichert.

▶▶ *Beispiel: Erik, ein 28-jähriger Mann, sagte kürzlich vor einer Familienaufstellung: »Das größte Ziel, das ich in meinem Leben erreicht habe, war, dass ich meine Eltern wieder zusammengebracht habe.« Er war damals zehn Jahre alt, als seine Eltern nach vier Jahren Trennung wieder zusammenzogen. Er trug zum Zeitpunkt der Aufstellung immer noch die Last der Verantwortung für die Ehe der Eltern, in der es häufig kriselte, auf seinen Schultern. Bis dahin versuchte er auch, mit überdurchschnittlichen Leistungen den Eltern zu gefallen. Er hatte ja die Erfahrung gespeichert: »Weil ich so artig war, konnte ich meine Eltern für mich zurückgewinnen.« Natürlich hatte er auch einen Gewinn daraus: Er war das Machtzentrum der Familie. Seine Rolle, für Mama und Papa Ratgeber und Verbindungsmann zu sein, aufzugeben, fiel ihm daher nicht leicht.*

Über die Familienaufstellung begann Erik, sich von der als Kind verinnerlichten Botenrolle zu verabschieden, mit der er sich maßlos überfordert hatte. In der Aufstellung sah er mit eigenen Augen, dass die Eltern sich ein zweites Mal füreinander entschieden hatten. Also war nicht nur er in diesem Familiensystem Akteur, wie er es als Kind wahrgenommen hatte, sondern die Eltern selbst trugen die Verantwortung für ihre Partnerschaft. Erik war sichtlich erleichtert, als er vor seinen »Eltern« stand und sagte: »Ihr seid die Großen und ich der Kleine. Ihr seid meine Eltern und ich euer Kind.« Da war die Welt wieder in Ordnung, spürte Erik.

Familienaufstellungen und Familienskulpturen öffnen den Blick für eine größere Realität. Die egozentrierte Sicht »Ich bin das Opfer, das der väterlichen bzw. der mütterlichen Willkür ausgesetzt war« oder »Ich bin der Retter, der die ganze Familie auf den Schultern trug« erweitert sich. Das Wechselspiel der Familienmitglieder wird deutlich erkannt. Der nun Erwachsene erfährt, welche Rolle er oder sie in diesem Familiensystem eingenommen hat und welche Schwierigkeiten mit der bisherigen Position oder Haltung verbunden sind. Als Kinder waren wir nicht in der Lage, uns diese Rollen bewusst auszusuchen, selbst wenn wir uns geehrt oder ganz besonders umsorgt fühlten. Doch als Erwachsene haben wir weitaus mehr Möglichkeiten, unsere Beziehungen zu gestalten.

Der Blick in die Vergangenheit der Herkunftsfamilie zielt also darauf, mehr *Verständnis für die eigene Entwicklung* zu bekommen, *sich mit dem eigenen Lebensweg und den Menschen, die uns als Kinder begleitet haben, zu versöhnen.* Dann müssen wir unsere Wurzeln nicht länger infrage stellen und uns damit selbst abwerten. Wenn wir unseren Werdegang annehmen, erlauben wir uns selbst, die ursprünglichen Fähigkeiten weiterzuentwickeln.

TEIL 2

»Reden ist Silber, Darstellen ist Gold« – die Familienskulptur

Über Beziehungen zu sprechen ist ein anstrengendes Unterfangen. So viele Aspekte spielen in das Zusammenleben hinein, das jeder aus einem anderen Blickwinkel wahrnimmt. Unterschiedliche Lebenserfahrungen, die eigenen Grenzen, unbewusste Erwartungen und Wünsche bringen oft selbst ein von allen Beteiligten erhofftes Gespräch ins Stocken. Familienskulpturen bieten eine wertvolle Hilfe, das Zusammenspiel der Familienmitglieder zu verstehen. Sie bringen Kommunikationsabläufe auf den Punkt, indem sie diese veranschaulichen.

Familienskulpturen sind Standbilder, in denen eine Person ihre Sicht der Familie darstellt. Wie ein Bildhauer modelliert der Aufstellende die einzelnen Familienmitglieder, wobei Körperhaltung, Mimik und Gestik die innere Befindlichkeit dieser Person – so wie der Aufstellende sie erlebt – darstellen. Im folgenden Kapitel erfahren Sie, welche psychologischen Erkenntnisse und Erfahrungen den Familienskulpturen zugrunde liegen. Sie lernen verschiedene Möglichkeiten kennen, wie mit Familienskulpturen gearbeitet werden kann. Und wenn Sie Lust haben, probieren Sie gleich aus, über welches Repertoire an Kommunikationsformen Sie verfügen.

2.1 Lebendige Kommunikation

Erzählt jemand von einem Unglück, bei dem vielleicht sogar Menschen starben, senken sich beim Gesprächspartner automatisch die Schultern, verändert sich sein Blick. Möglicherweise bleiben ihm die Worte im Hals stecken und Tränen schießen in seine Augen. Schwärmt jemand von seiner neuen Liebe und beschreibt hingerissen mit Worten die Silhouette dieser Person, wird auch der Gesichtsausdruck des Gegenübers zu leuchten beginnen (oder aber sich verfinstern, wenn's der eigene Geliebte sein sollte).

Im Alltag nehmen wir gewöhnlich nur selten bewusst wahr, wie wir miteinander reden, welche Worte wir wählen, welche Körperhaltung wir einnehmen, wie sich unsere Mimik und Gestik laufend verändern. Das ist auch gut so. Es wäre ja fürchterlich belastend, wenn wir uns bei jedem Gespräch permanent beobachten würden. Wenn Beziehungen verfahren sind, ist es aber durchaus sinnvoll, die Kommunikationsabläufe einmal genauer zu betrachten.

Stellen Sie sich vor, Sie sind im Dauerclinch mit Ihrem Vater. Seine belehrende Art treibt Sie zur Weißglut. Bisher endete jeder Besuch mit einer lautstarken Auseinandersetzung. Nehmen wir einmal an, Sie haben ein Rhetorikseminar besucht und unter anderem gelernt, bewusst dem Gegenüber zuzuhören und verbale Angriffe zu vermeiden. Nun versuchen Sie, diese Kommunikationsregeln im Gespräch mit dem Vater anzuwenden. Was Ihnen im beruflichen Leben recht gut gelingt, wird Ihnen dann wahrscheinlich sehr schwerfallen.

Ich habe die Erfahrung gemacht, dass die meisten Menschen Mühe haben, diese bewusst gelernten Kommunikationsregeln anzuwenden, wenn es um persönliche Beziehungen geht. Im Berufsleben, wo vorrangig sachliche Probleme geklärt werden, fällt es wesentlich leichter, mit einem geschulten Gesprächsstil Verhandlungen zu führen. Ganz anders ist es im Privatbereich, wo wir mit Menschen zusammentreffen, die uns in unserem Werden zutiefst beeinflusst haben, seien es unsere Eltern, unser Partner oder unsere Kinder.

Wenn wir die Art, wie wir mit ihnen kommunizieren, verändern wollen, braucht auch unsere Psyche eine neue Botschaft. Über Familienskulpturen erreichen wir unser Unbewusstes. Auf einer tieferen Ebene lernen wir dabei, Kommunikationsabläufe zu verstehen. Wir erspüren unsere eigene Haltung, z.B. die Reaktion auf den Vater, der uns wütend macht, und gleichzeitig erfahren wir etwas über das innere Erleben eines anderen. Möglicherweise hat dieser Vater keine andere Ausdrucksmöglichkeit im Kontakt mit dem Sohn bzw. der Tochter entwickelt, als durch Belehrungen das Interesse an seinem Kind zu zeigen. Vielleicht ist auch er unglücklich über die regelmäßig misslingenden Gespräche. Durch Familienskulpturen werden bisherige Haltungen und Einstellungen ins Bewusstsein gehoben; gleichzeitig werden neue Sichtweisen über die körperliche Darstellung im Unbewussten verankert. Bei einer Skulpturarbeit findet also ein lebhafter Austausch zwischen dem Unbewussten und dem Bewusstsein statt. Skulpturarbeit darf ruhig humorvoll ablaufen, denn wenn wir über solch schrecklich schön schräge Kommunikationsstile schmunzeln oder lachen können, haben wir die innere Freiheit erlangt, so oder anders handeln zu können. Das innere Bild von sich selbst, aber auch die Wahrnehmung des Gegenübers formiert sich neu. Mit diesem veränderten Bild im Herzen, das mit allen Sinnen erspürt wurde, wird sich das nächste Gespräch, z.B. mit dem Vater, anders gestalten, und die bewusst gelernten Kommunikationsregeln sind leichter anwendbar.

Wenn Worte und Körper einander widersprechen

Eltern vermitteln ihren Kindern einen Grundwortschatz. Wortwahl, Satzbau und auch Redewendungen schauen diese sich zunächst ab. Neben der sogenannten verbalen Kommunikation lernen Kinder aber auch unterschiedliche Stimmlagen, Lautstärken, Mimik und Gestik kennen, die sich mit dem jeweils Gesprochenen verbinden. Lange bevor Kinder sprechen können, reagieren sie auf die Körpersprache. Der Säugling und das Kleinkind verstehen noch keine Gesprächsinhalte, sondern orientieren sich an der Sprechmelodie und am Körperausdruck. Auch der erwachsene Mensch nimmt die Körpersprache, zumindest unbewusst, wesentlich intensiver und schneller wahr als das gesprochene Wort des Gegenübers. Unbewusst werden nach wie vor die Signale des Körpers erfasst, das Bewusstsein hat aber gelernt, vorrangig auf das gesprochene Wort zu achten. Ein Grund hierfür ist, dass das Vertrauen in die Körpersprache schwindet, je häufiger ein Mensch erlebt, dass beide Gesprächsebenen nicht zusammenpassen.

Sagt die Mama »Mir geht es gut!« mit heller oder dunkler, lachender oder weinender Stimme? Schauen ihre Augen dabei glänzend oder finster aus? Wie bewegt sie ihren Körper dabei? Durch das Zusammenspiel der Worte mit dem Körperausdruck lernt ein Kind, das Gefühlserleben des Gegenübers einzuordnen. Wenn Mama lachend ruft: »Geht's mir heute gut!«, spürt das Kind diese Freude und lacht selbst mit. Wenn aber dieser positive Satz mit einer gedrückten Körperhaltung, traurigen Augen und langsamer, gedämpfter Stimme verbunden ist, weiß das Kind nicht, worauf es reagieren kann. Es erhält eine Doppelbotschaft: Die verbale Sprache sagt etwas anderes als die nonverbale. Lebt ein Kind über Jahre hinweg in einer Atmosphäre der Doppelbotschaften, sucht es für sich nach Lösungen, diese erspürten Spaltungen zu sortieren. Es wird möglicherweise selbst mit Doppelbotschaften reagieren oder seinen eigenen Empfindungen nicht mehr trauen und sich in eine der auf den folgenden Seiten beschriebenen Überlebensstrategien retten.

Doppelbotschaften sind für ein Kind ausgesprochen belastend, sie können auf Dauer krank, ja verrückt machen. Pioniere der Familientherapie in der Mailänder Schule erforschten, ob in diesen Doppelbotschaften ein Schlüssel zum Verständnis der Schizophrenie liegt. In der Arbeit mit den Familien schizophreniekranker Patienten entdeckten sie, dass nicht nur der Patient, sondern auch die Eltern auffällig viele Doppelbotschaften von sich gaben. Doppelbotschaften beobachten Sie in vielen Familien, in denen die Familienmitglieder mit einer belastenden Lebenssituation nicht offen umgehen können, beispielsweise wenn die Ablösung vom Elternhaus noch aussteht.

▶▶ *Beispiel: Sonja (24) fährt jedes Wochenende zu ihrer Mutter. Selbst wenn sie keine Lust dazu hat, spürt sie, dass sie heimfahren sollte. Sie schildert das vergangene Wochenende, das für sie typisch verlief. Als sie am Freitagabend ankommt, meint die Mutter zunächst: »Schön, dass du da bist«, etwas später: »Das hätte es aber nicht gebraucht« und beschäftigt sich weiter mit ihrer Arbeit. Sonja fühlt sich ignoriert, wird zunehmend auf sich selbst und auf ihre Mutter wütend. Sie beschließt, wieder abzufahren. »Dann fahr halt, wenn's dir gar nicht bei mir gefällt«, meint die Mutter. Sonja sieht, wie das Gesicht der Mutter fahl wird und sie mit*

Tränen kämpft. Enttäuscht und wütend fährt sie bereits am Samstagabend zurück. Im Laufe der Woche verstärkt sich ihr schlechtes Gewissen immer mehr und so beschließt sie, am kommenden Wochenende wieder heimzufahren. Sonja möchte aus diesem Teufelskreis aussteigen und wünscht sich eine Klärung der Beziehung zu ihrer Mutter. Sie baut ihre Skulptur mithilfe der Therapeutin auf:

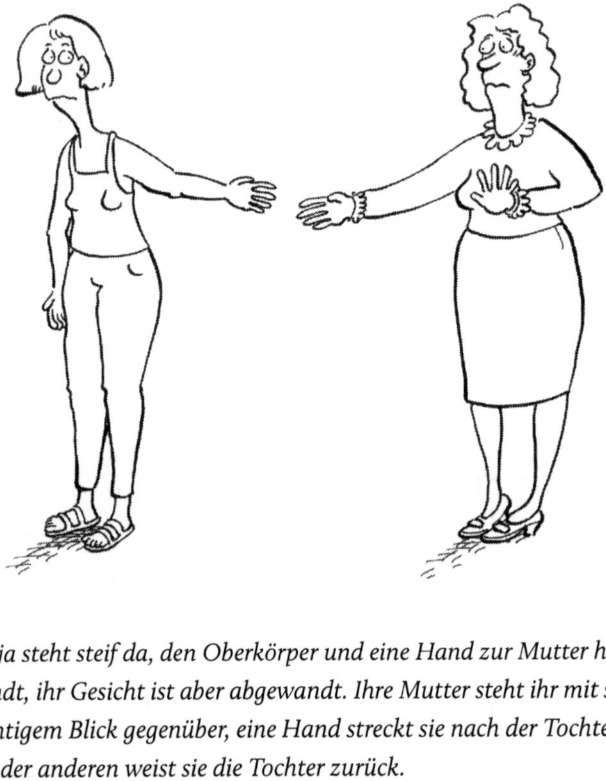

Sonja steht steif da, den Oberkörper und eine Hand zur Mutter hingewandt, ihr Gesicht ist aber abgewandt. Ihre Mutter steht ihr mit sehnsüchtigem Blick gegenüber, eine Hand streckt sie nach der Tochter aus, mit der anderen weist sie die Tochter zurück.
Sonjas Gesicht sagt: »Ich will meine Freiheit.«
Ihr Körper sagt: »Ich lasse mich nicht mehr verletzen.«
Ihre Hand: »Mama, ich brauche dich.«
Mutters Augen sagen: »Ich brauche dich.«
Mutters Haltung sagt: »Bitte fordere nichts von mir.«
Mutters eine Hand sagt: »Komm her.«

Mutters andere Hand sagt: »Bleib weg.« Über die Skulptur spürt Sonja die unterschiedlichen Impulse und die Erwartungen beider Frauen. Sie nimmt wahr, wie doppeldeutig sie beide kommunizieren. Sie spricht in der Skulptur aus, wie sehr sie sich wünscht, dass ihre Mutter sie in den Arm nimmt. Das kleine Mädchen in ihr sehnt sich nach der Mama. Und sie spürt die Lebenslust der erwachsenen Frau in sich, die sich frei entfalten will. Als sie in der Skulptur auch die Haltung der Mutter einnimmt, spürt sie, wie diese genauso hin- und hergerissen ist: Einerseits freut sie sich auf die Tochter, andererseits ist sie aber froh, wenn sie sich um die erwachsene Tochter nicht mehr so kümmern muss wie früher. Jetzt, da Sonja diese doppelten Botschaften für sich auseinanderdividieren kann, wird es ihr leichter fallen zu entscheiden, welche sie aussenden und auf welche sie reagieren will. Und sie weiß, dass sie lernen möchte, dies anzusprechen, wenn sie wieder zweideutige Aufforderungen von ihrer Mutter wahrnimmt.

Mit allen Sinnen wahrnehmen

Virginia Satir beobachtete, dass Menschen Informationen über ganz unterschiedliche Wahrnehmungskanäle aufnehmen. Es gibt Menschen, die ihre Umwelt vorrangig über das Sehen wahrnehmen. Ihnen entgeht kein Reklameschild, keine Aufschrift, wenn sie durch die Straßen gehen. Zeitungen und bewegte Bilder ziehen sie magisch an. Andere Menschen sind ausgesprochene Hörer. Sie lieben Musik, fürchten sich aber vor Lärm, da ihre Ohren höchst sensibel jegliche Schwingungen verarbeiten und ins Bewusstsein vordringen lassen. Wieder andere sind Gefühlstypen. Sie nehmen ihre Umwelt über Körperkontakt, Raumwahrnehmung und atmosphärische Schwingungen wahr. Sie müssen die Dinge im wahrsten Sinne des Wortes begreifen, um sie sich merken zu können.

Auch wenn wir mit allen Sinnen ausgestattet sind, haben wir diese im Laufe unseres Lebens unterschiedlich geschult. In der westlichen Welt beispielsweise werden wir von klein auf mit visuellen Reizen übersättigt. In Kulturen, in denen viel getanzt wird, bildet sich der kinästhetische Kanal stärker aus. Wer täglich acht Stunden am PC arbeitet, hat seinen visuellen Sinneskanal geschärft, möglicherweise sind aber seine kinästhetischen Fähigkeiten, d.h., die Umwelt über den Tastsinn oder über Intuition wahrzunehmen, wenig entwickelt. Ein Musiker ist auf akustische Reize geeicht, es braucht ihn aber keiner fragen, ob sich während seiner Abwesenheit an der Wohnungseinrichtung etwas verändert hat.

Nur bei wenigen Menschen sind alle Sinne in gleicher Weise entwickelt. Diesen Umstand haben Familientherapeuten besonders in der Paartherapie zu beachten, da viele Missverständnisse in Partnerschaften auf eine unterschiedliche Wahrnehmung zurückgehen.

▶▶ *Beispiel:* *Monika kehrt abends von einer Geschäftsreise zurück. Ihr Mann Paul hat sich an diesem Tag um ihre gemeinsamen Kinder gekümmert und den Haushalt versorgt. Paul freut sich auf Monika. »Wisst ihr was, wir überraschen die Mama und kochen zusammen was Gutes.« Die Kinder sind glücklich, weil sie mit Papa Teig kneten und Gemüse schneiden dürfen. Bald schon duftet die Wohnung nach selbst gebackener Pizza. Monika kehrt freudestrahlend mit einem Blumenstrauß zurück. Doch als sie die Küche betritt, traut sie ihren Augen nicht. Sie sieht das überall verteilte Mehl, auf der gepolsterten Eckbank kleben Teigreste. »Wie sieht's denn hier aus?«, ruft sie entgeistert. Paul, der gerade Monika in den Arm nehmen wollte, schaut sie fassungslos an.*

Was ist hier nur passiert? Beide haben sich aufeinander gefreut, dem Moment des Wiedersehens entgegengefiebert und sind jetzt enttäuscht und ratlos, wieso ihre Bemühungen so danebengegangen sind.

Ihnen ist beim Lesen sicherlich aufgefallen, dass Paul und Monika ihre Umwelt über unterschiedliche Sinneskanäle wahrnehmen. Paul ist vor allem kinästhetisch veranlagt. Er wollte Monika mit seiner Hände Arbeit erfreuen und sie mit gut gelaunten Kindern empfangen. Monika ist stark visuell geprägt. Für sie stellt eine sichtbare Ordnung fast so etwas wie eine Liebeserklärung dar. Wenn sie ihm Blumen schenkt, dann geht sie von ihrem »Lieblingskanal« aus. Jeder hat also dem anderen das geschenkt, was ihn selbst am meisten freuen würde, was seiner eigenen Wahrnehmungsvorliebe entspricht.

Wenn wir uns bewusst machen, wie unterschiedlich Menschen ihre Umwelt wahrnehmen, wird verständlich, warum es so wichtig ist, bei der Lösung familiärer Konflikte alle Sinneskanäle anzusprechen. Nur so wird sichergestellt, dass auch wirklich alle Familienmitglieder in die Lösung einbezogen werden.

Hier liegt ein entscheidender Vorteil der Familienskulpturen gegenüber dem reinen Beratungsgespräch. Familienskulpturen sprechen alle Sinneskanäle an. Dadurch werden Situationen leichter in Erinnerung gerufen und gemeinsam gefundene Lösungen von allen sicherer mitgetragen.

Stressmuster kennenlernen

Was antworten Sie, wenn Sie gefragt werden, was Sie sich am dringendsten für Ihre Partnerschaft oder für Ihre Familie wünschen? Als häufigste Antwort auf diese Frage höre ich in der Partnerschafts- und Familienberatung das Wort »Harmonie«. »Harmonie« beschreibt der Duden »als wohltuend empfundene innere und äußere Übereinstimmung«. Was unter Harmonie im täglichen Leben verstanden wird, geht in Bezug auf Beziehungen weit auseinander. Für den einen bedeutet es, dass er konfliktfrei leben will, der Nächste meint, es reicht, wenn man ihn in Ruhe lässt, der Dritte möchte klare Verhältnisse schaffen und Konflikte immer gleich auf den Tisch bringen. Diese unterschiedlichen Vorstellungen von Harmonie zeigen bereits Wege auf, auf welche Weise Menschen versuchen, fehlende Übereinstimmung in einer Beziehung wiederherzustellen.

Harmonie steht am Anfang jeder Liebe. Nach einer Phase des Suchens erleben sich beide Partner seelisch wie körperlich im Einklang miteinander. Was gibt es Schöneres, als mit Schmetterlingen im Bauch, glänzenden Augen und leichten Schritten gemeinsam die Welt zu erobern? Je näher beide aufeinander zugehen, desto mehr erkennen sie, wie unterschiedlich sie denken, fühlen und handeln. Erste Konflikte tauchen auf. Das lateinische Wort »Konflikt« bedeutet »Zusammenstoß«. Wenn zwei Persönlichkeiten aufeinanderstoßen, muss es also zu Auseinandersetzungen kommen, denn unterschiedliche Meinungen, Erfahrungen, Interessen begegnen sich. Gelingt es, diese Reibungspunkte zu klären, kann wieder Harmonie entstehen.

Wenn sich Paare oder Familien im Streit verstricken und gemeinsam auf keinen grünen Zweig mehr kommen, können Familienskulpturen helfen, die bisher genutzten Konfliktlösungsstrategien zu entschlüsseln. Virginia Satir beobachtete in ihrer langjährigen Arbeit mit Familien, dass es im Wesentlichen fünf verschiedene Haltungen gibt, die Menschen einnehmen, wenn sie zusammenstoßen. Vier dieser inneren Haltungen bezeichnete sie als *»Überlebensstrategien«*: *beschwichtigen, anklagen, rationalisieren* oder *ablenken*.

Sie führen zwar nicht die ersehnte Harmonie, den inneren und äußeren Einklang zwischen den Beteiligten herbei, haben sich aber bewährt. Denn bereits als Kinder haben wir diese Kommunikationsmuster im Zusammenspiel mit den Eltern kennengelernt und eingeübt.

Die wenigsten Menschen beobachten sich bewusst. Für sie ist es selbstverständlich, dass sie sich in Streitsituationen angemessen verhalten. Zunächst ist diese Haltung nachvollziehbar – konsequent, da jeder von uns die Art und Weise, wie er oder sie Konflikte löst, bereits von Kindesbeinen an gelernt hat. Diese meist unbewussten Konfliktlösungsstrategien sind uns in Fleisch und Blut übergegangen. Virginia Satir überzeichnete daher diese inneren Haltungen provokativ. Die sogenannten »Satir-Rollen« sind Karikaturen, die das systemische Zusammenspiel so überspitzt darstellen, dass die Familienmitglieder bereits wieder über ihre Notlösungen lachen können.

➔ A. Die beschwichtigende Haltung

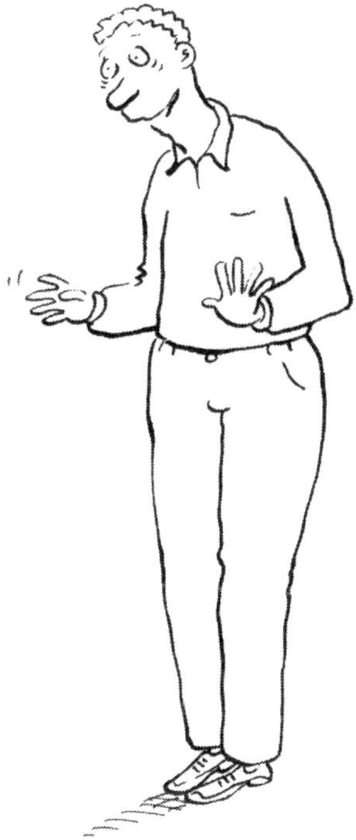

In dieser Haltung stellen Sie alle Weichen für eine Versöhnung. Wenn ein Streit aufkeimt, sorgen Sie dafür, dass sich die Wogen so schnell wie möglich glätten. Alle Bemühungen richten sich auf Ihr Gegenüber. Sie sind überzeugt: Wenn es dem anderen gut geht, wird es auch Ihnen gut gehen. Sie finden es anstrengend und kindisch, auf dem eigenen Standpunkt zu beharren. Konflikte sind Ihnen ein Gräuel und sie fürchten lautstarke Auseinandersetzungen. Um des lieben Friedens willen verzichten Sie lieber auf Ihre eigenen Wünsche. Mit sanfter Stimme und wohlwollendem Blick versuchen Sie, Ihr Gegenüber zum Einlenken zu bewegen. Ihre offene, vorgebeugte Körperhaltung fleht: »Bitte, lass uns wieder Frieden schließen.« Um Ihr Gegenüber nicht zu reizen, verwenden Sie eher vorsichtige Formulierungen wie »Schatz, könntest du vielleicht morgen etwas früher heimkommen. Entschuldige, dass ich es dir nicht schon frü-

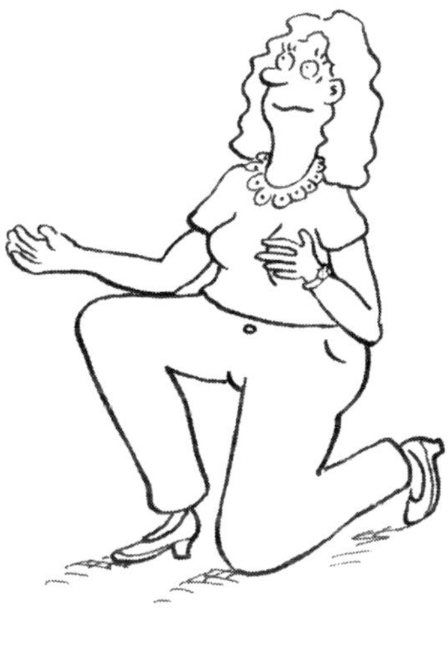

her gesagt habe ...« Falls Sie aber massive Gegenwehr vermuten, sagen Sie lieber gar nichts.

Betrachten wir die drei Aspekte, die jedem Gespräch, jedem Konflikt zugrunde liegen, nämlich das eigene Interesse (ICH), das Interesse des Gegenübers (DU) und das zu verhandelnde Thema (THEMA): In dieser Haltung erhält das Interesse des Gegenübers eindeutig den Vorrang. Die Stärke dieser Haltung liegt in dem überaus sensiblen Einfühlungsvermögen. Doch werden hierbei die eigenen Bedürfnisse vernachlässigt. Der innere Auftrag lautet: »Fühle dich nicht!« Das Thema, für das eine konkrete Lösung gefunden werden soll, bleibt im Nebel. Die innere Aufforderung lautet: »Denke nicht und werde ja nicht konkret!«

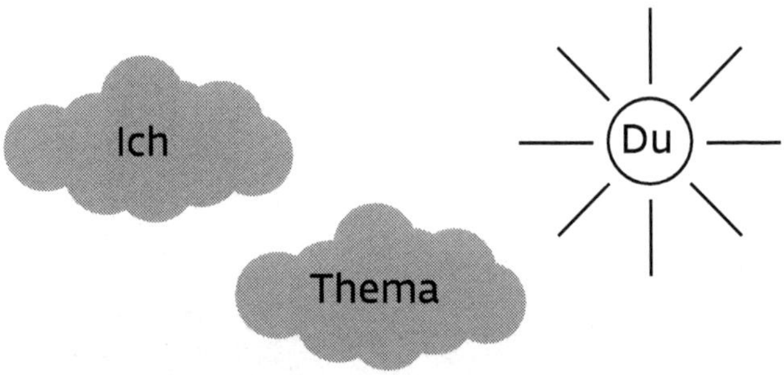

Dieses Kommunikationsmuster werden Sie häufiger bei Frauen als bei Männern beobachten. Die versöhnliche Haltung wurde über viele Generationen vor allem von Frauen vorgelebt und an Frauen weitergegeben: Frauen sollten eine ausgleichende Funktion in der Familie übernehmen. Trotz aller Emanzipation wird die häusliche Harmonie in vielen Familien nach wie vor als Aufgabe der Frau verstanden – und zwar von Männern wie von Frauen, was natürlich nicht heißt, das dies so bleiben muss ...

➜ B. Die anklagende Haltung

Die anklagende Haltung werden Sie häufig als Pendant zur beschwichtigenden Haltung finden. Hierbei ist Ihnen wichtig, dass

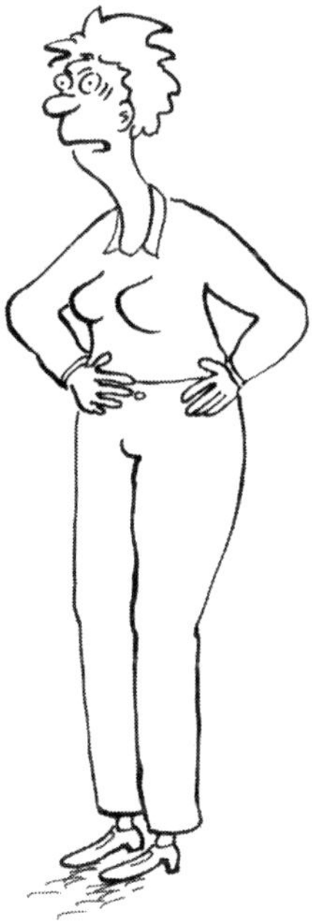

Ihre Meinung Gehör findet. Und Ihren Standpunkt werden Sie lautstark vertreten. Das ist Ihr gutes Recht! Wäre ja noch schöner, wenn Sie sich von anderen auf der Nase herumtanzen ließen! Dass immer die anderen schuld sind, fällt Ihnen nicht auf, und Sie finden es unerhört, wenn Ihnen schon wieder jemand mit Sprüchen daherkommt. Sie haben gelernt, dass Angriff die beste Verteidigung ist, und das können Sie heute mit Ihrer Lebenserfahrung auch bestätigen. Das Harmoniegesülze regt Sie auf. Soll der andere doch endlich richtige Argumente bringen! Auf Ihr gerötetes Gesicht und Ihren erhöhten Puls spricht man Sie besser nicht an. Sonst braucht sich der andere nicht wundern, wenn Sie mit drohendem Zeigefinger auf ihn zugehen.

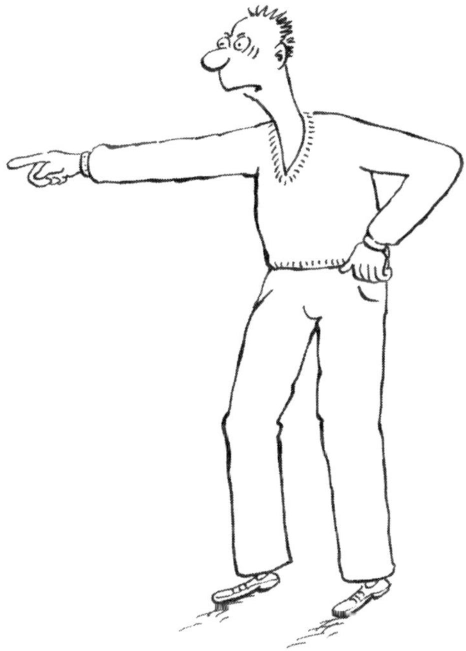

Sehen wir uns wieder die drei Aspekte jeder Kommunikation an, also eigenes Interesse, Interesse des Gegenübers und das Sachthema, so sehen wir hier eindeutig das eigene Interesse im Vordergrund. Die Stärke dieser Haltung: Dieser Mensch weiß, was er will! – Ob er es aber auf diesem Weg bekommt, ist noch offen. Das Gegenüber wird kaum wahrgenommen, und in Rage geredet, bekommt ein Mensch in dieser Haltung nicht mehr mit, ob für das ursprüngliche Thema eine Lösung gefunden wird.

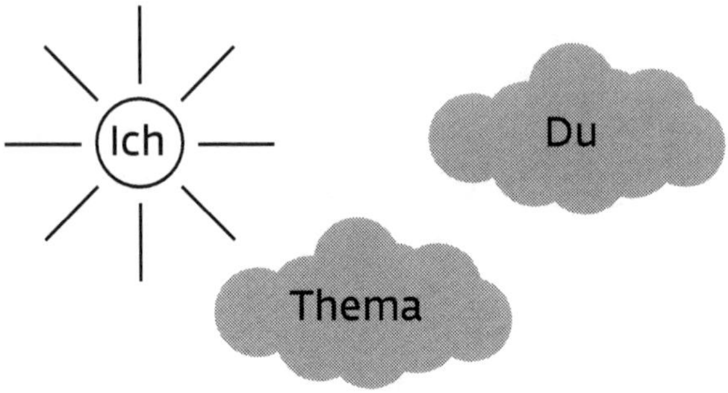

Die anklagende Haltung war bislang vermehrt unter Männern zu beobachten. Wüten war Jungen eher erlaubt als Mädchen. Ob das aktuell noch so stimmt, stelle ich nach vielen Jahren Paarberatung infrage – beobachten Sie es selbst.

➧ C. Die rationalisierende Haltung

In der rationalisierenden Haltung wundert es Sie sehr, dass man nach den umfangreichen Forschungsarbeiten der Kommunikationswissenschaften noch immer nicht eindeutigere, einvernehmlichere Umgangsformen in der Partnerschaft entwickelt hat. Es ist aber davon auszugehen, dass schon bald auch hier Lösungen gefunden werden. Man wird zwar auch in Zukunft mit Konflikten im zwischenmenschlichen Bereich rechnen müssen, aber dass Ihr/e Partner/in ein außereheliches sexuelles Verhältnis eingegangen ist, bewegt sich nicht mehr in den Grenzen des Normalen. Das müssen Sie hier an dieser Stelle deutlich erklären. Eine gewisse Kränkung wird dieses Ereignis sicherlich mit sich bringen. Doch wissen Sie Haltung zu bewahren und werden sich nicht auf ein niedriges Niveau herablassen. Sie werden sicher eine logische Erklärung für dieses Phänomen finden.

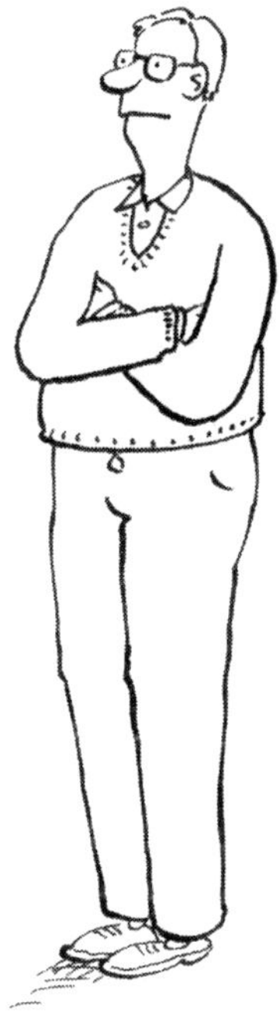

Die Stärke dieser Kommunikationsform ist das sachorientierte, themenzentrierte Gespräch – eine Fähigkeit, die in vielen beruflichen Zusammenhängen gefördert und gefordert wird. Die rationalisierende Haltung bietet zunächst einen guten Schutz vor seelischen Verletzungen. Sie hat sich womöglich als Reaktion auf übergriffiges Verhalten von Eltern oder anderen wichtigen Bezugspersonen herausgebildet. Rationalisieren hat aber einen hohen Preis: Es verhindert Nähe und Unterstützung, was gerade intime Beziehungen sonst leisten könnten. In dieser Haltung spürt ein Mensch wenig von seinen eigenen Bedürfnissen und Gefühlen. Genauso wenig nimmt er die Gefühle und Bedürfnisse des Partners wahr. »Wenn ich nichts spüre und cool bleibe, habe ich die besten Chancen auf eine vernünftige Lösung.«

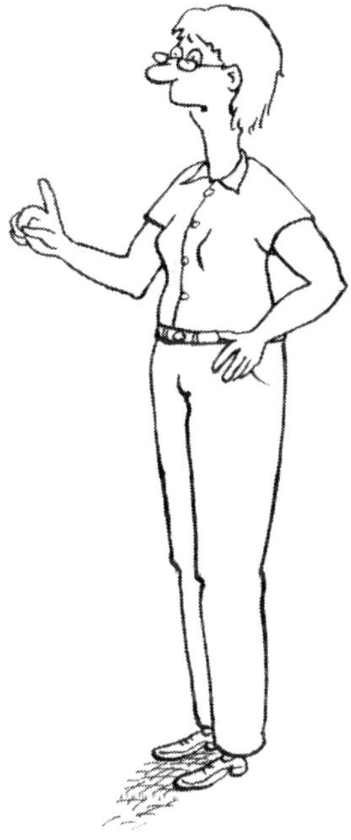

Diese »Überlebensstrategie« kann verstärkt bei Männern beobachtet werden und wird von Männern in der Sozialisation eher erlernt. Ob das zunehmende berufliche Engagement der Frauen hier eine Verschiebung bewirken wird?

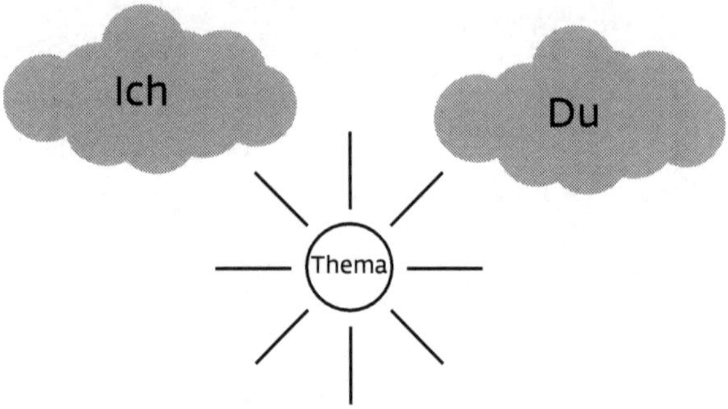

➔ D. Die ablenkende Haltung

»Überlebensstrategie« – wenn Sie nur schon eine so aufgeblasene Psychosprache hören, schalten Sie ab. Als wenn die Leute sich nicht mehr am Leben freuen könnten! Da muss man doch nur die vielen Flüchtlingskinder in der Welt ansehen. Wir sollten doch froh sein, dass es uns hier so gut geht. Dass Ihr Partner erst nach zehn Uhr abends aus der Arbeit kommt, ärgert Sie schon manchmal, aber so geht es ja vielen – Frau Schneiders Mann kommt sogar noch später. Kennen Sie den: Treffen sich zwei, einer kommt nicht … (ha, ha) Übrigens, vergangenes Jahr hat sich Ihr Partner auch schon beschwert, dass er von Ihnen nie eine klare Antwort erhält. Aber so wichtig wollen Sie das wirklich nicht nehmen. Jetzt kommt ja endlich der Frühling und Sie freuen sich bereits auf das Vogelgezwitscher. Letztes Jahr war es um diese Zeit noch viel kälter …

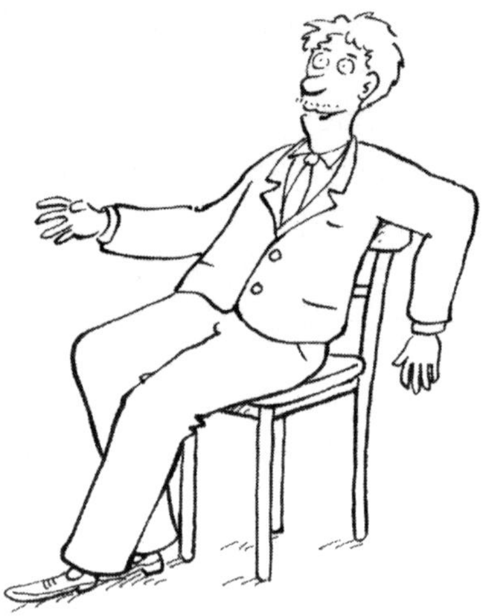

Wenn Ihnen nach den letzten Zeilen bereits leicht der Kopf schwirrt, dann haben Sie ganz richtig gespürt. So geht es dem Gesprächspartner, der mit einem in ablenkender Haltung kommunizierenden Menschen spricht.

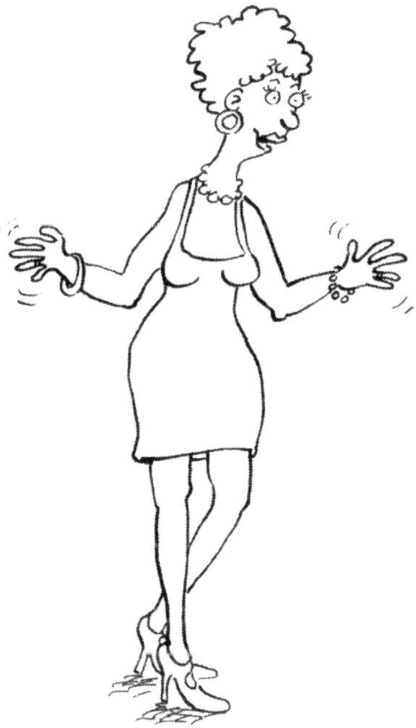

Ein solcher Mensch ist ein Lebenskünstler – solange nicht jemand oder etwas ihn dazu zwingt, zur Ruhe zu kommen. Dieses Verhalten kostet ihn und seinen Gesprächspartner enorm viel Kraft, da kein Thema wirklich gelöst wird und damit vom Tisch ist. Wer diese Haltung einnimmt, hat wohl schmerzhafte Erfahrungen gemacht, sodass es ihm heute zu gefährlich erscheint, sich mit anderen ernsthaft auseinanderzusetzen. Er vertritt daher weder seine eigenen Bedürfnisse, noch beachtet er die des Gegenübers. Verbindliche Absprachen traut er sich und anderen nicht mehr zu. So blendet er letztlich alle drei Aspekte der Kommunikation gleichzeitig oder auch abwechselnd aus. Und hofft auf bessere Zeiten.

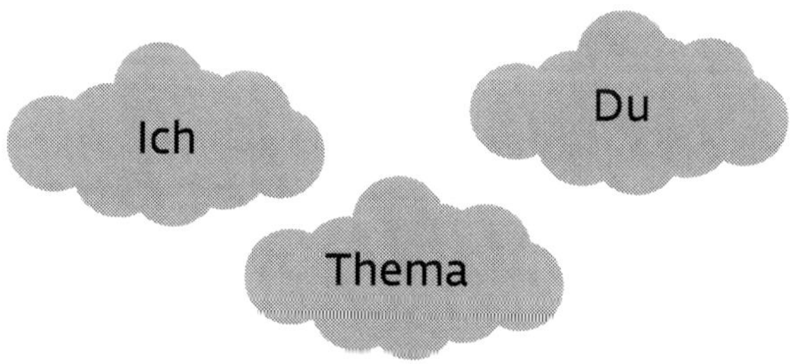

Ablenken bietet sich als Überlebensstrategie besonders an, wenn alle anderen Überlebensstrategien zu gefährlich erscheinen. Möglicherweise war dies deshalb lange Zeit vermehrt eine Rückzugsstrategie von Frauen. Oder fiel es bei Frauen nur stärker auf als bei Männern? Achten Sie mal darauf: Sie können recht unterschiedliche Ablenkmanöver bei Frauen und Männern beobachten.

SELBSTERFAHRUNGSÜBUNG:

Welche Überlebensstrategie verfolgen Sie?

Oder sollte man besser fragen: Welche Überlebensstrategie verfolgt Sie? Denn diese Stresshaltungen sind auf Dauer alles andere als angenehm! Wahrscheinlich haben Sie sich in einer der oben aufgeführten »Stresshaltungen« bereits erkannt. Hier können Sie es noch einmal überprüfen. Stellen Sie sich nun eine bestimmte Person vor, mit der Sie sich im Gespräch befinden, und wählen Sie aus den folgenden 16 Antworten vier aus, die Ihnen am vertrautesten sind.

1. Mein Gesprächspartner / meine Gesprächspartnerin soll wissen, warum ich denke, dass ich im Recht bin.
2. Man könnte sich viel Ärger ersparen, wenn man erst denken und dann reden würde.
3. Wenn jemand einen Streit vom Zaun bricht, denke ich lieber an etwas Schönes.
4. Wenn mich jemand beschuldigt, setze ich mich erfolgreich zur Wehr.
5. Mir wird schon schlecht, wenn ich nur daran denke, dass sie/er bald kommt. Wahrscheinlich bekomme ich dann Kopfschmerzen. Vielleicht sollte ich doch lieber ins Kino gehen.
6. Ich weiß, dass ich eigentlich noch mehr Rücksicht auf die anderen nehmen sollte. Vielleicht bin ich einfach zu egoistisch, wenn ich so viel fordere.
7. Kürzlich war wieder ein Streit, da bin ich einfach gegangen.
8. Es ist verwunderlich, dass in vielen Beziehungen so viel gestritten wird.
9. Bei uns gibt es eigentlich keinen Streit. Wir können über alles reden.

10. Ich finde, man sollte Konflikte vernünftig angehen. Für jedes Problem gibt es eine logische Lösung.
11. Es ist erwiesen, dass Konflikte sachlich zu lösen sind, wenn man nur die allgemein bekannten Kommunikationsregeln einhält.
12. Wenn immer wieder dasselbe Thema auf den Tisch kommt, dann will ich ein für alle Mal klären, wie die Sache geregelt gehört.
13. Ich möchte, dass es allen gut geht. Darum sorge ich für ein gutes Familien-/Betriebsklima.
14. Ich finde es fürchterlich, wenn so viel gestritten wird. Dann versuche ich mit einem Witz die anderen aufzumuntern.
15. Mich macht es wütend, wenn jemand dummes Zeug daherredet und nicht auf den Punkt kommt.
16. Ich finde, man muss schon auch immer beide Seiten sehen. Es wäre vieles leichter, wenn wir mit weniger zufrieden wären.

Auflösung: Sie haben vier der oben angeführten Sätze ausgewählt. Schauen Sie nun nach, welche Buchstaben diesen zugeordnet sind. Sie können dann erkennen, ob Sie eher die A-, B-, C- oder D-Strategie verfolgen. Die Hauptmerkmale finden Sie nachfolgend beschrieben.

1.	B	5.	D	9.	A	13.	A
2.	C	6.	A	10.	C	14.	D
3.	D	7.	D	11.	C	15.	B
4.	B	8.	C	12.	B	16.	A

Strategie A: Ihr klassischer Reflex ist die beschwichtigende Haltung. Wollen Sie etwas Neues ausprobieren? Ziehen Sie vor dem nächsten (Konflikt-)Gespräch bewusst Ihre Schultern zurück (Kopf hoch, Brust raus, Bauch rein – Sie wissen schon, wie beim Wirbelsäulentraining).

Atmen Sie tief durch und vergegenwärtigen Sie sich, dass Ihr Beitrag zu diesem Gespräch wichtig und wertvoll ist! Geben Sie Ihrer Gesprächspartnerin/Ihrem Gesprächspartner ganz bewusst die Chance, Ihren Standpunkt und Ihre Wünsche kennenzulernen. Deshalb gönnen Sie sich ein paar Minuten Zeit, um sich über Ihre Meinung bzw. Wünsche so genau wie möglich klar zu werden: *Was wollen Sie? Was sind Ihre Ziele ?*

Strategie B: Die anklagende Haltung ist Ihnen sehr vertraut.
Soll es einmal anders sein? Ausatmen. Sehen Sie bewusst Ihrem Gesprächspartner in die Augen, konzentrieren Sie sich auf dessen Körperhaltung und treten Sie innerlich einen Schritt zurück, um nochmals wahrzunehmen, wer vor Ihnen steht. Jetzt atmen Sie noch einmal intensiv aus. Ein guter Redner hört gut zu. Deshalb: Versuchen Sie beim nächsten Gespräch zunächst das, was Ihr Gegenüber gesagt hat, zu wiederholen und fragen Sie gegebenenfalls nach, wenn Sie etwas nicht nachvollziehen können. Sie haben immer noch genügend Zeit, Ihren Standpunkt vorzubringen. (Ihre Umgebung ist ja gewohnt, dass Sie den Raum für Ihre Argumentation beanspruchen.) *Was braucht Ihre Gesprächspartnerin/Ihr Gesprächspartner? Wie finden Sie eine gemeinsame Lösung?*

Strategie C: In Krisensitzungen wählen Sie die rationalisierende Haltung. Hier, denken Sie, ist der sicherste Ort. Wollen Sie einen Versuch starten? Dann testen Sie es am besten bei einer Person, deren Liebe Ihnen wichtig ist. Schließen Sie vor dem nächsten (Konflikt-)Gespräch kurz die Augen und spüren Sie nach, was Sie brauchen: Wann hätten Sie Ihren ganz persönlichen Wunsch realisiert? Wenn Sie sich darüber im Klaren sind, schauen Sie Ihrem Gesprächspartner/Ihrer Gesprächspartnerin in die Augen und auf die Lippen (vielleicht nehmen Sie sich sogar die Zeit, den ganzen Körper zu betrachten) und überlegen Sie sich, welches Anliegen seine Körpersprache verrät. Und während Sie das Gespräch führen, behalten Sie im Auge: *Was ist mein* *persönliches Anliegen? Welche Wünsche hat mein Gesprächspartner/meine Gesprächspartnerin?*

Strategie D: Wenn es heiß wird, nehmen Sie am liebsten die ablenkende Haltung ein. Auch wenn es Sie sicherlich einige Überwindung kostet, möchte ich Sie zu einem Experiment einladen, das Sie nicht bereuen werden. Wenn Sie das nächste Mal in ein Streitgespräch verwickelt werden, achten Sie zunächst darauf, dass Sie einen guten Stand haben (beide Füße fest auf dem Boden), und nehmen Sie bewusst Ihren Körper wahr. Sie sind inzwischen erwachsen und haben gelernt, Ihre Wünsche klar zu äußern. Ihre Meinung ist wichtig! Falls Sie im Vorfeld etwas Zeit haben, schreiben Sie sich auf, was Sie zu dem aktuellen Thema zu sagen haben und was Sie von Ihrem Gegenüber gerne erfahren würden. *Was wollen Sie? Was möchte Ihr Gesprächspartner/Ihre Gesprächspartnerin? Für welches Thema suchen Sie eine stabile Lösung?*

Sollten Sie nun festgestellt haben, dass Sie während eines Konfliktgesprächs zwischen verschiedenen Überlebensstrategien wechseln oder mehrere Strategien nutzen, dann wissen Sie bereits, dass Sie flexibel Ihren Kommunikationsstil anpassen können, und es wird Sie vermutlich interessieren, wie es noch gehen könnte …

Auf dem Weg zur Kongruenz

Wenn Sie möchten, dass auch Ihr Unbewusstes die letzten Textpassagen versteht, sollten Sie Ihre bevorzugte Stresshaltung einmal bewusst einnehmen. Probieren Sie es gleich aus! Was geht in Ihrem Körper, in Ihrem Fühlen und Denken vor, wenn Sie über mindestens 60 Sekunden zunächst einmal in der beschwichtigenden Haltung verharren? Wo im Körper fühlen Sie nach dieser Minute Verspannungen? Welche Gedanken gehen Ihnen durch den Kopf? Welche Gefühle kommen hoch? Notieren Sie Ihre Eindrücke.

Nehmen Sie nun nacheinander alle vier beschriebenen Haltungen ein. Wie vertraut sind sie Ihnen? In welchen Beziehungen erleben Sie sich in welcher Haltung? Es ist durchaus denkbar, dass Sie mehrere kennen und sie diese je nach Zusammenhang unterschiedlich einsetzen. Damit haben Sie bereits einen Vorgeschmack auf eine Familienskulptur, in der Sie dann die Wechselwirkungen verschiedener Haltungen erleben können.

Anschließend führen Sie ein letztes Experiment durch: Nehmen Sie für zwei Minuten folgende Haltung ein und beobachten Sie, was dann passiert:

➾ Die kongruente, wertschätzende Haltung

»Kongruenz« bedeutet auf Deutsch »Übereinstimmung«. In der kongruenten Haltung stimmen Ihre Worte mit Ihrer Körperhaltung überein. Sie sind mit allen Sinnen anwesend und für ein offenes Gespräch bereit. Sie halten Kontakt zu Ihren eigenen Bedürfnissen, hören die Wünsche des Gegenübers und haben das gemeinsame Thema klar im Blick.

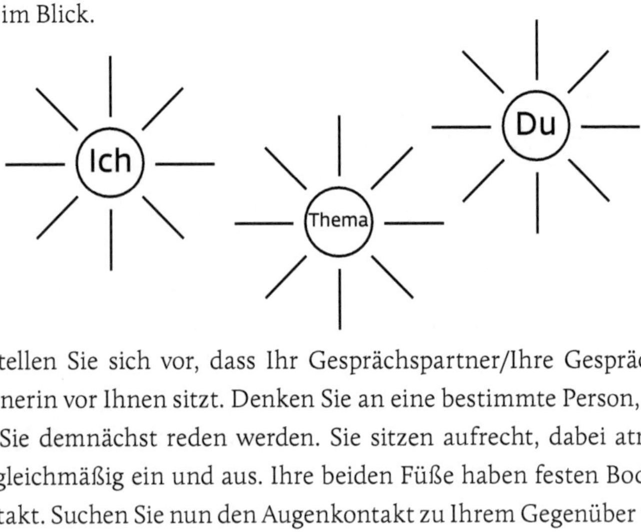

Stellen Sie sich vor, dass Ihr Gesprächspartner/Ihre Gesprächspartnerin vor Ihnen sitzt. Denken Sie an eine bestimmte Person, mit der Sie demnächst reden werden. Sie sitzen aufrecht, dabei atmen Sie gleichmäßig ein und aus. Ihre beiden Füße haben festen Bodenkontakt. Suchen Sie nun den Augenkontakt zu Ihrem Gegenüber und wenden Sie sich dieser Person bewusst zu.

In dieser selbstsicheren Haltung schildern Sie Ihr Anliegen. Sagen Sie, was Sie ärgert, traurig macht oder ängstigt. Stellen Sie sich nun vor, Sie hören Ihrem Gesprächspartner aufmerksam zu und versuchen, seine Sicht zu verstehen. Sie achten auf Ihre eigenen Gefühle und die Gefühle des anderen. Sie haben Achtung vor Ihren eigenen Bedürfnissen und denen des Gegenübers. Sie sind in der Lage, Ihre Wünsche vorzutragen. Sagen Sie laut zu sich selbst: »Ich bin wertvoll und ich achte dich.« Sie sind überzeugt, dass Sie gemeinsam mit dem Gesprächspartner eine Lösung für das aktuelle Thema finden werden, deshalb achten Sie darauf, dass Sie nicht abschweifen, sondern konkrete Absprachen treffen.

Spüren Sie nun wieder nach: Wie reagiert Ihr Körper? Welche Gedanken, welche Gefühle kommen in Ihnen hoch? Möglicherweise konnten Sie bereits spüren, wie ein intensiver kongruenter Austausch Ihren Selbstwert stützt und steigert.

Doch es muss ja nicht bei der Trockenübung bleiben. Sicherlich haben Sie bereits in den nächsten Stunden die Möglichkeit, mit dieser Haltung ein Gespräch zu führen.

Früh gelernt ...

Wenn wir ehrlich sind, nehmen wir häufiger als uns lieb ist eine dieser Haltungen ein. Wie gesagt, sie schaffen nicht die gewünschte Harmonie, weil sie einen Interessensausgleich eher verhindern als dass sie ihn fördern. Dennoch haben sie sich bewährt.

Wer in Konfliktsituationen zur beschwichtigenden Haltung neigt, hat erlebt, dass das Gegenüber von ihm ablässt, wenn er oder sie mit einer Unterwürfigkeitsgeste reagiert. »Papa, so habe ich's doch gar nicht gemeint«, sagt das kleine Mädchen oder der kleine Junge und schaut den Papa mit großen Augen an. Papa bekommt Schuldgefühle, weil er sein Kind angeschrien hat, und drückt es an sich. Gewonnen! Das hat bei Papa super funktioniert, verhindert später aber, dass er oder sie im Erwachsenenalter im Gespräch ernst genommen wird. Wer beschwichtigt, übernimmt keine Verantwortung für seine Interessen, steht nicht für sich selbst gerade.

Wer anklagt, hat wohl gelernt, dass er am ehesten seinen Willen durchsetzen kann, wenn er brüllt und schlägt. »Du bist schuld, dass mir die Tasse runtergefallen ist«, schreit Philipp seine Mama an und boxt sie. Um des lieben Friedens willen hebt Mama die Tasse auf. Gewonnen! – Na, echt cool, wie die Mum mir gehorcht! – Doch was kommt nach dem Sieg? Abgesehen davon, dass es diesem kleinen Tyrannen in seiner Grenzenlosigkeit auch nicht gut geht, bezahlt er als Erwachsener mit Kontaktlosigkeit und Einsamkeit. Hinzu kommt, dass er (oder sie) die Last der Verantwortung alleine tragen muss.

Wer rationalisiert, hat die Erfahrung gemacht, dass er die meiste Aufmerksamkeit erhielt, wenn er kluge Kommentare beisteuerte. Für logische Begründungen gab es eine Belohnung, oder durch sie war die Chance, ungeschoren davonzukommen, am größten. »Der Lehrer hat gesagt, dass man die Hausaufgaben immer gleich nach dem Essen machen soll. Darum ist es jetzt ungünstig mit dem Abtrocknen.« – Eins zu null für den »Dreikäsehoch«! Was als Kind half, um sich vor unliebsamen Arbeiten zu drücken, oder aber, was noch gravierender wirkt, sich aus elterlichen Konflikten herauszuhalten, wird für den Erwachsenen zum Bumerang. Er isoliert sich damit.

Wer ablenkt, hat wahrscheinlich oft erlebt, dass er oder sie mit lustigen Späßen und unerwarteten Bemerkungen verhärtete Situationen aufbrechen kann. Mama und Papa sitzen mit finsterer Miene am Tisch. Da schneidet Mäxchen eine Grimasse, und beide Eltern fangen zu lachen an. Beim Nachmittagsspaziergang ist die Familienstimmung wieder im Keller – Mäxchen springt unversehens in eine Pfütze, beinahe auf die Straße. Als die Eltern beim Abendbrot stumm streiten, jammert Mäxchen plötzlich über Bauchschmerzen, die sofort vergehen, als Mama sich ihm zuwendet. Das Kind lernte: »Alles, was ablenkt, reduziert die Spannung.« Als Erwachsener wird die betreffende Person aber erleben, dass das Halligalli auf Dauer den Partner eher anödet und mürbe macht, weil die bestehenden Probleme nicht gelöst werden, sondern sich stapeln.

Alle vier beschriebenen Haltungen sind mit einem niedrigen

Selbstwertgefühl verbunden. Es sind Notlösungen, die wir uns als Kinder entweder direkt bei den Eltern abgeschaut oder aber als Reaktion auf das Verhalten unserer Eltern entwickelt haben.

Mit Misserfolgen spielen lernen

Nur wenige Menschen haben den kongruenten Kommunikationsstil von klein auf eingeübt. Wir können ihn aber, egal, wie alt wir sind, lernen. Da er der einzige Erfolg versprechende Weg zu einer echten Konfliktlösung und zur ersehnten Harmonie ist, lohnt sich die Anstrengung durchaus. Sie können während jedem Gespräch immer wieder innerlich überprüfen, ob Sie noch alle drei Aspekte der Kommunikation beachten: *Ich achte auf mich, ich achte auf mein Gegenüber, und ich behalte das Thema im Blick.*

Und trotzdem werden Sie sich dabei ertappen, dass Sie Ihre gewohnte »Überlebenshaltung« einnehmen. Macht nichts! Sobald Sie es erkennen, haben Sie bereits viel gewonnen! Darüber hinaus können Sie mit diesen Haltungen auch spielen. Es gibt durchaus Situationen, in denen es sinnvoll ist, dass Sie beschwichtigend, anklagend, rationalisierend oder ablenkend reagieren. Stellen Sie sich vor, Sie und Ihr Partner kommen angespannt von der Arbeit nach Hause, und in der Wohnung herrscht Chaos. Ein Wort gibt das andere, und im Nu werden die wildesten Vorwürfe laut. Zwei Ankläger in Aktion! Wenn der Dampf abgelassen ist, stellen Sie sich gegenüber und schauen Sie einander in die Augen. Wahrscheinlich müssen Sie nun beide schallend über sich lachen – jetzt kann es wieder stimmig werden. Sobald Sie diese Haltungen für sich als Wahlmöglichkeiten zur Verfügung haben, sind Sie nicht mehr innerlich klein und ohne Selbstwert. Dann haben Sie die kongruente Haltung als Plateau, von dem aus Sie sich auch Ausrutscher leisten können.

Wenn Sie Lust verspüren, weitere Kommunikationsübungen auszuprobieren, möchte ich Ihnen Virginia Satirs Buch »Selbstwert und Kommunikation« empfehlen, in dem Sie viele Übungen für sich und Ihre Familie finden.

2.2 Der systemisch-wachstumsorientierte Ansatz Virginia Satirs

Wachstum und Veränderung sind möglich! Dafür ist Virginia Satir (1916–1988), die selbst eine schwere Kindheit und Jugend erlebte, der lebendige Beweis. Virginia Satir glaubte fest daran, dass jeder Mensch Entwicklungs- und Wachstumsmöglichkeiten in sich trägt, die im Verborgenen schlummern und darauf warten, reaktiviert zu werden. Auch war sie zutiefst davon überzeugt, dass jeder Mensch mit seiner Art, wie er mit anderen in Beziehung tritt, wie er seine Probleme löst, die für ihn derzeit bestmögliche Kommunikationsform wählt. Wie er oder sie mit anderen umgeht, spiegelt eigene Lernerfahrungen und den aktuellen Selbstwert wider. Gleichzeitig wirkt sich das Verhalten auch auf das Selbstwertgefühl der anderen aus, sodass die Familienmitglieder sich gegenseitig stärken oder auch herunterziehen können.

Satir fand heraus, dass in problembeladenen Familien folgende Faktoren auftreten, die sich gegenseitig verstärken:

- ein niedriger Selbstwert,
- indirekte, nicht fassbare Kommunikation,
- starre, undurchsichtige Regeln, die nicht hinterfragt werden dürfen, und
- wenige, ängstlich-abweisende Kontakte zur Außenwelt.

Eine wachstumsfördernde Familie zeichnet sich hingegen dadurch aus,

- dass jedes Familienmitglied einen hohen Selbstwert hat,
- dass offen und ehrlich miteinander gesprochen wird und jedes Thema direkt und präzise angesprochen werden darf,
- dass die Regeln in der Familie allen bekannt sind und diese den sich wandelnden Bedürfnissen angepasst werden,
- dass eine Familie mit Nachbarn, Bekannten, insgesamt der Gesellschaft in guter Verbindung steht.

Satirs Arbeit zielte darauf ab, diese vier Schlüsselfaktoren in einer Familie anzuregen. Als Systemtherapeutin sah sie, dass diese sich gegenseitig beeinflussen (vgl. Satir, Virginia: Selbstwert und Kommunikation. Stuttgart 1998, S. 16 f.). In 50 Jahren unermüdlicher Arbeit mit Familien entwickelte sie eine Vielzahl kreativer Methoden, wovon die Familienskulptur und die Familienrekonstruktion die bekanntesten sind. Dabei animierte sie Frauen, Männer und Kinder, all ihre Sinne und ihren ganzen Mut für einen offeneren Umgang miteinander einzusetzen. In dem berühmt gewordenen Gedicht »Meine fünf unveräußerlichen Freiheiten« findet Virginia Satirs positives, wertschätzendes Konzept seinen dichtesten Ausdruck:

Meine fünf unveräußerlichen Freiheiten

Zu sehen und zu hören –
was in mir ist und mit mir ist,
und nicht, was dort sein sollte,
dort war oder vielleicht sein könnte!

Zu sagen – was ich fühle und denke,
und nicht, was ich sagen sollte!

Zu fühlen – was ich fühle,
und nicht das, was ich fühlen sollte!

Zu fragen – was ich möchte,
und nicht warten, warten, warten auf Erlaubnis!

Zu wagen – was mich reizt,
statt immer nur »Sicherheit« zu wählen!
Ich probier's einfach aus!

(Satir, Virginia/Baldwin, Michele: Familientherapie in Aktion. Paderborn 1999)

2.3 Familienskulptur in der Praxis

Die zuvor geschilderten Beispiele haben Ihnen bereits unterschiedliche Formen gezeigt, wie eine Familienskulptur aufgebaut werden kann. Hier sind noch einmal die wesentlichen Elemente zusammengefasst:

Ausgehend von einem Thema, für das der oder die Aufstellende eine Lösung sucht, klärt die Therapeutin oder der Berater, welche Personen für diese Skulptur gebraucht werden.

Der Aufstellende wählt entweder die ursprünglichen Familienmitglieder oder aber Rollenspieler, die diese doubeln, und formt sie wie Wachsfiguren. Das fällt dem einen Aufstellenden leichter, dem anderen schwerer – keine Sorge, Sie erhalten hierbei vom Seminarleiter Unterstützung und haben in Kürze Übung im Skulpturenstellen. Der Aufstellende soll die Personen dabei richtig anfassen und nicht nur mündliche Anweisungen geben. Über den Körperkontakt bekommt der Rollenspieler zusätzliche unbewusste, nonverbale Informationen vom Aufstellenden.

Für die Körperhaltung können die oben beschriebenen Stressmuster oder aber auch eigene Vorstellungen des Aufstellenden als Vorlage dienen. So kann es sein, dass der Vater mit abgewandtem Gesicht zur Familie steht, aber einen erhobenen Zeigefinger immer noch in diese Richtung streckt. Die Mutter wendet sich mit ausgebreiteten Armen und angestrengtem Lächeln den Kindern zu, eines der Kinder steht nah bei der Mutter, schaut allerdings zum Vater, während ein anderes Kind sich ganz der Mutter zuwendet.

Über Mimik, Gestik und Körperhaltung werden in Skulpturen Nähe und Distanz, Zuneigung und Abwendung ausgedrückt. Gibt es ein Machtgefälle in der Familie, wird die einflussreichste Person auf ein Podest gestellt. Gefühle wie Freude, Trauer, Angst, Liebe, Scham oder Schmerz werden durch die körperliche Darstellung *fühlbar* und *sichtbar* gemacht. Zur Verstärkung des Körperausdrucks legt der Aufstellende jedem Rollenspieler einen für diesen typischen Satz in den Mund. So ist es möglich, dass alle Beteiligten die innere Haltung dieser Person *hören.* Lautstärke, Sprechgeschwindigkeit und Tonfall verdeutlichen dabei den Gefühlsausdruck der Botschaft.

Wenn alle Rollenspielerinnen und Rollenspieler ihre Haltung zugewiesen bekommen haben, werden sie gebeten, mit ihrer Rolle Kontakt aufzunehmen. Die Personen sagen den Satz, den der Aufstellende ihnen gegeben hat.

Obiges Beispiel weitergeführt: Der abgewandte und zugleich fordernde Vater erhält beispielsweise den Satz: »Gehorcht mir!«, die bemühte Mutter »Ich halte alles zusammen«, das Vater suchende Kind »Wo bist du?« und das bei der Mutter stehende: »Mama, schau her!«

Die Rollenspieler bzw. Familienmitglieder wiederholen ihren Satz mit entsprechendem Tonfall mehrmals nacheinander und lassen alle entstehenden Eindrücke auf sich wirken.

Nun geschicht etwas, das jemanden, der zum ersten Mal eine Skulptur sieht, vollkommen verblüfft. Familienfremde Rollenspieler nehmen über ihre Haltung und ihren Satz, über die Nähe bzw. Distanz zu den anderen und deren Worten, das innere Erleben der ursprünglichen Familienmitglieder wahr. Sie können oft genau beschreiben, wie sich diese Person in diesem Familiensystem erlebt. Sie sprechen Wünsche und Sehnsüchte aus, die die ursprünglichen Personen tief in sich spüren, aber sich oft lange schon nicht mehr auszusprechen trauen. Übernehmen die Familienmitglieder ihre eigenen Rollen, spüren sie ebenfalls ihr Unbehagen in ungewohnter Deutlichkeit.

Bis heute gibt es für dieses Übertragungsphänomen noch keine wissenschaftliche Erklärung. Am ehesten greifen meines Erachtens Überlegungen, dass wir Menschen über Spiegelneuronen, spezielle Nervenzellen, im permanenten Austausch mit unserer Umwelt stehen und mit ihnen jegliche Regung eines Gegenübers verarbeiten. Diese Spiegelung der Gefühle und Handlungen des Gegenübers in uns geschieht unwillkürlich, ohne bewusstes Nachdenken. In dem Moment, wenn uns ein Mensch ein bestimmtes Verhalten entgegenbringt, löst dies unwillkürlich Gefühle und Handlungsimpulse in uns aus. So ergibt im Zusammenspiel der Rollenspieler in der Skulptur ein Impuls den nächsten, wenn alle nacheinander gebeten werden, ihre Wahrnehmungen, also Gedanken, Gefühle und Körperempfindungen, laut auszusprechen. Es ist immer wieder erstaunlich, wie schnell eine bestimmte Haltung in einem bestimmten Zusammenspiel von Personen Körperreaktionen hervorruft. Treten bei einem Rollenspieler Magenschmerzen, Herzklopfen, Atembeschwerden oder andere körperliche Symptome auf, stimmen diese in den meisten Fällen mit Belastungen des ursprünglichen Familienmitglieds überein. Das gleiche Phänomen gibt es in Familienaufstellungen.

▶▶ *Beispiel: Ein junger Mann stellte eine Familienskulptur, in der es um die Beziehung zu seinen Eltern ging. Nur im Nebensatz erwähnte er, dass sein Vater krank sei. In der Skulptur spürte das Double, das den Vater spielte, wie seine Beine zu zittern begannen und weich wurden. Darauf erzählte der junge Mann, dass sein Vater an multipler Sklerose erkrankt sei.*

Der Aufstellende übernimmt in der Skulptur auch seine eigene Haltung, um sie nachzuspüren. So lernt er viele unterschiedliche Standpunkte in seinem Familiensystem kennen: Seinen eigenen, den jedes anderen, und er erlebt sein Familiensystem auch als Außenstehender.

Stellt der erste Aufbau der Skulptur die *Problemsituation* dar, geht es im zweiten Schritt um die *Lösungsfindung*. Hierfür gibt es unterschiedliche Vorgehensweisen.

Sind im Rahmen einer Familientherapie die realen Familienmitglieder anwesend, suchen sie miteinander eine Lösung. Jedes Familienmitglied wählt für sich einen neuen Platz aus und verändert seine Haltung. Jeder spürt sich in dieser neuen Situation und erzählt, was er oder sie von sich und den anderen wahrnimmt. Über die neue Körperhaltung, den neuen inneren Satz finden die Rollenspieler bzw. Familienmitglieder heraus, was und wie sich etwas verändern soll. Hat der Aufstellende seine Skulptur mit Rollenspielern gebaut, kann er in seine Rolle hineinschlüpfen und von dort aus für sich einen neuen Standpunkt suchen. Bei dieser Vorgehensweise wird besonders betont, dass jeder Mensch lediglich sich selbst verändern kann und nicht die anderen Beteiligten. Doch wenn sich einer in einem Familiensystem verändert, wird dies unweigerlich direkte oder indirekte Auswirkungen auf die anderen haben. Und auch dies könnte man in einer Familienskulptur nachspielen: Welchen Impuls bekommen die anderen Personen, wenn der Aufstellende seine Position und Haltung verändert?

Welche Personen gehören in die Skulptur?

In der Skulpturarbeit können unterschiedliche Teams innerhalb der Familie betrachtet werden. Soll die Kommunikation in einer aktuellen Partnerschaft genauer beleuchtet werden, so wird die Paarbeziehung isoliert herausgegriffen. Wie erleben sich die beiden als Mann und Frau? Geht es um Erziehungsfragen, werden die Kinder dazugestellt: Wie sieht die Kommunikation zwischen den Partnern aus, wenn sie als Eltern fungieren? Gibt es weitere einflussreiche Angehörige, beispielsweise die Oma, die mit im Haus wohnt? Mit jeder weiteren Person verändert sich nicht nur das Gesamtbild, sondern auch das Erleben jedes Einzelnen.

In der nachfolgend beschriebenen »Triggerarbeit« wechselt das Bild von der Jetztfamilie zur Herkunftsfamilie. Dabei wird deutlich, dass sich Kommunikationsmuster über die Generationen hinweg »vererben« und sich immer wieder in neuen Bezügen wiederholen, solange sie den Personen nicht bewusst sind.

Skulpturen eignen sich nicht nur für die Lösung familiärer Konflikte. Auch berufliche Situationen lassen sich als Skulpturen darstellen. In diesem Fall formt der Aufstellende die Rollenspieler so, wie er seine Kollegen und Vorgesetzten wahrnimmt. Stellt sich heraus, dass dem Aufstellenden bestimmte Haltungen auch aus anderen Situationen sehr bekannt vorkommen, gibt es zudem die Möglichkeit – so wie bei der Triggerarbeit mit Paaren –, die ursprünglichen Konfliktpartner in die Skulptur zu stellen.

Wenn es um eine Auseinandersetzung zwischen einem Elternteil und einem Kind geht, ist es oft sinnvoll, das zweite Elternteil, selbst wenn er oder sie ausgezogen oder gestorben ist, in die Skulptur aufzunehmen.

▶▶ *Beispiel*: *Katrin (26) wohnt mit ihrer Mutter zusammen. Ihr Vater starb vor drei Jahren. Seitdem lebt die Mutter sehr zurückgezogen. Katrin hat sich lange bemüht, ihr aus der Trauer herauszuhelfen. Inzwischen empfindet sie es aber als unerträglich, die Abende mit ihrer Mutter zu verbringen. Häufig kommt es zu Streit. Katrin wirft ihrer Mutter vor, dass sie ihr keine Freiheit lasse. Diese entgegnet, Katrin wäre sehr undankbar, sie selbst würde ja all ihre Freizeit für ihre Tochter opfern. Obwohl beide unter der Situation leiden, können sie sich nicht voneinander lösen.*

Katrins Skulptur sieht folgendermaßen aus: Sie stellt ihre Mutter mit herabhängenden Schultern und vorgebeugter Haltung auf. Eine Hand streckt sie erwartungsvoll zu ihrer Tochter aus, die zweite Hand deutet mit ausgestrecktem Zeigefinger auf sie. Vorwurfsvoll blickt sie zur Tochter, die ihr in einiger Entfernung gegenübersteht. Mit bitterem Klang in der Stimme wettert sie: »Nie hast du Zeit für mich!« Ihr Double stellt Katrin mit gegrätschten Beinen auf, ein Fuß zur Mutter, ein Fuß nach außen gerichtet. Ein Arm ist zur Mutter ausgestreckt, der andere weist nach außen. Wütend ruft sie: »Lass mich los!« Mit einem Seil wird diese feste Bindung aneinander anschaulich gemacht.

Betrachtet man diese Skulptur von außen, erkennt man zunächst einen typischen Ablösungskonflikt. Der Mutter fällt es schwer, die Tochter gehen zu lassen, und auch die Tochter spürt, dass sie noch unerfüllte Erwartungen an die Mutter hat. Dann ginge es also um die Frage, was Mutter und Tochter noch voneinander brauchen, um sich dann lösen zu können. Das hieße, dass die Mutter-Tochter-Beziehung geklärt werden muss.

Während beide Rollenspieler in der vorgegebenen Haltung verharren und abwechselnd ihren Satz wiederholen, verstärken sich die Gefühle. Katrins Double meint: »Ich fühle mich so hin- und hergerissen, es ist so anstrengend, mir schwindet die Kraft.«

Den Ausspruch »hin- und hergerissen« nimmt die Therapeutin als Impuls auf und fordert Katrin auf, ihren Vater mit aufzustellen. Sie platziert ihn schräg hinter sich. Er soll sich klein machen und zu ihr schauen, verlangt Katrin. In seinem Blick liegt Liebe. Er greift nach der Hand ihres Doubles und bekommt von Katrin den Satz »Sie meint es gar nicht so« zugewiesen.

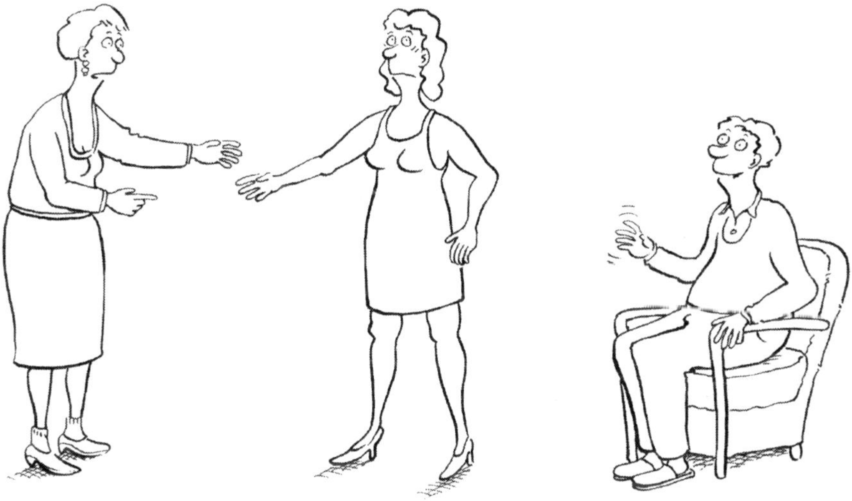

Nun bekommt die Skulptur eine komplett neue Dynamik. Katrin kann deutlich erkennen, was es ihr bisher unmöglich gemacht hat zu gehen. Sie steht eingekeilt zwischen Mutter und Vater, eine Stellung, die sie bereits zu Lebzeiten des Vaters eingenommen hatte. Auch damals hatte ihr Vater mehr mit ihr als mit seiner Frau unternommen, und ihre Mutter war eifersüchtig auf Katrin. Der Satz der Mutter »Nie hast du Zeit für mich!« ist ursprünglich gar nicht an die Tochter, sondern an ihren Mann gerichtet, der sich hinter der Tochter versteckte und sich damit aus seiner Verantwortung als Partner wand. Die Rollenspielerin, die die Mutter doubelt, sagt, dass sie zunächst unbändige Wut spürte, die sich in Verzweiflung und zuletzt in Resignation verwandelte. Katrins Double beschreibt ihr Er-

leben so: »Als nur die Mutter dastand, spürte ich in mir Wut, aber auch die Kraft, um mich der Mutter entgegenzustellen. Als der Vater hinzukam und beschwichtigend sagte: ›Sie meint es gar nicht so‹, fühlte ich mich wie festgenagelt.«

Im weiteren Verlauf der Skulpturarbeit sucht Katrin einen neuen Platz. Die Therapeutin regt sie an, einen Schritt in die Richtung zu tun, in die sie ihr innerer Impuls hinführt. Katrin bindet das Seil los und geht einen Schritt zur Seite, raus aus der Schusslinie zwischen Mutter und Vater. Hier steht sie aufrecht. Hier kann sie tief durchatmen. Farbe kehrt in ihr Gesicht zurück. Katrin erkennt, dass sie mit der Aufgabe, die ihre Eltern ihr zugewiesen haben und die sie auch bereitwillig angenommen hat, völlig überfordert war. Als Kind war sie nicht in der Lage, zwischen den Eltern zu vermitteln. »Ja, es war eine verdrehte Welt, dass ich meinen Vater vor meiner Mutter schützte. Ich hätte seinen Schutz gebraucht.« Erstmals spürt sie Wut gegen ihren Vater. Mit dieser Skulptur geht Katrin den ersten Schritt, sich aus dieser quasipartnerschaftlichen Bindung zum Vater zu lösen. Daher ist es für sie nicht mehr nötig, ihre Mutter so massiv abzulehnen.

Skulpturarbeit mit Stressmustern

Schule ist in vielen Familien das Stressfeld Nummer eins. Ängste, Versagen und Leistungsverweigerung sind die häufigsten Anlässe, warum Eltern eine Erziehungsberatungsstelle aufsuchen. Meist verstreichen viele Monate, bis Eltern fremde Hilfe in Anspruch nehmen.

Wenn eines Ihrer Kinder in der Schule Schwierigkeiten hat, werden Sie wahrscheinlich den inneren Zwiespalt kennen. Einerseits wollen Sie dem Kind nach bestem Wissen und Gewissen helfen, gleichzeitig regen Sie jede schlechte Note, jeder Verweis innerlich von Neuem auf. Schulstress verändert die Beziehungen in der Familie.

Wenn Familien in die Beratung kommen, ist den Eltern klar, was an dem Kind sich verändern sollte. Sie suchen Rat, wie sie ihr Kind zu dem gewünschten Verhalten bewegen können. Das Problem wird vielfach mit einem linearen Ursache-Wirkung-Schema erklärt: Weil das Kind in der Schule versagt, müssen Eltern dafür sorgen, dass es wieder den Anschluss findet. Genauso linear sind dann die Lösungsansätze: Wenn Eltern nur genügend mit ihrem Kind lernen, wird es wieder gute Noten bekommen und auch Lust an der Schule haben.

Familienskulpturen machen deutlich, wie alle Personen an der stressigen Situation beteiligt sind. Was eine Familienberaterin selbst mit ausführlichen Erklärungen kaum begreiflich machen kann, zeigen Familienskulpturen ohne viele Worte.

▸▸ *Beispiel: Norbert und Konstanze kommen mit Rosalinde zu einem Familiengespräch. Rosalinde, neun Jahre alt, ist ein dickliches, schüchtern wirkendes Mädchen mit großen Augen. Norbert und Konstanze sind beide von kräftiger Statur. Kaum dass sie den Raum betreten haben, beginnt der Vater, sich über die Tochter zu beklagen, die nur noch Sechser nach Hause bringt und stinkfaul ist. Auch die Mutter weiß viel Ungutes zu berichten. Rosalinde schweigt, blickt zu Boden und antwortet nur sehr verhalten auf die Fragen der Familientherapeutin.*

Nach einem längeren Gespräch, in dem die Therapeutin nach Ressourcen sucht, also wo Rosalindes Stärken liegen und wo der Kontakt zwi-

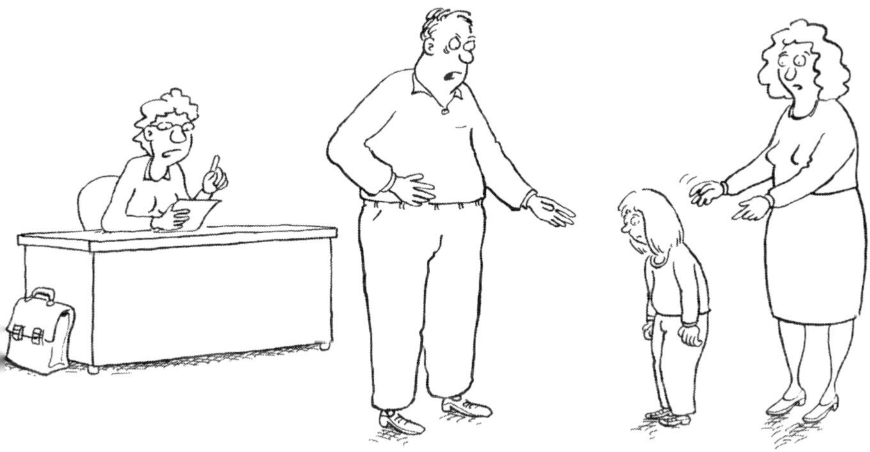

schen Vater und Tochter bzw. Mutter und Tochter gut ist, schlägt sie dem Vater vor, die jetzige Familiensituation in einer Skulptur aufzustellen. Im Gespräch wird die jeweilige Stresshaltung herausgearbeitet (siehe Grafik).

Alle drei verharren über eine Minute in diesen Haltungen und wiederholen mehrmals den Satz, der diese unterstreicht. Nun befragt die Therapeutin den Vater, welche Gedanken, Gefühle und Körperreaktionen er bei sich wahrgenommen habe. Wie er seine Frau erlebe – im Kontakt zur Tochter, im Kontakt zu ihm? Was nimmt er bei seiner Tochter wahr?

Norbert sagt: »Ich bin grad immer wütender geworden, erst auf Rosalinde, dann auf mich und zuletzt auf die Lehrerin. Sie ist wie mein Vater. Er hat mich auch so unter Druck gesetzt in der Schule. Dass meine Frau dasselbe tut wie ich, ist okay. Sie unterstützt mich darin. Rosalinde tut mir immer mehr leid. Aber mir bleibt doch gar nichts anderes übrig! Sie muss doch lernen.«

Konstanze meint: »Ich möchte meinem Mann nicht in den Rücken fallen, darum sage ich Rosalinde, was Sache ist. Mir war nicht wohl, als ich meinen Mann so laut neben mir hörte.«

Rosalinde: »Ja, so ist es zu Hause. Ich kann gar nicht mehr denken. Ich habe immer Angst, dass ich dann wieder geschimpft werde.«

Durch die Skulpturarbeit öffnet sich das Herz der Eltern. Neben der angestauten Wut und Verzweiflung tauchen weitere Gefühle auf: Schmerz, Trauer, Angst und auch Liebe.

Die Lösungssuche fällt den Eltern daraufhin leicht. Sie suchen sich einen neuen Platz: neben Rosalinde – als Unterstützung und Begleitung.

Norbert und Konstanze hätten in ihrer anklagenden Haltung Lösungsvorschläge der Therapeutin mit großer Wahrscheinlichkeit als Bedrohung empfunden und von sich gewiesen. Über die Skulpturarbeit erkannten sie nun selbst, dass sie durch ihr anklagendes Verhalten, welches durch die Kritik der Lehrerin befeuert wurde, Rosalindes Lernen behinderten. Sobald sie in der Skulptur diese Wechselwirkung am ganzen Leib spürten, fanden sie ohne lang nachzudenken einen neuen Platz und setzten sich zu Rosalinde.

Im folgenden Gespräch, zu dem die Eltern alleine kamen, überlegten sie, was es für sie in der Realität bedeuten könne, sich neben die Tochter zu setzen. Auch fand in der Folge ein Gespräch über die eigenen Schulerfahrungen statt, die erklärten, warum die Forderung der Lehrerin die Eltern so massiv unter Druck setzte. Über die Skulpturarbeit fanden die Eltern für sich eine eigene gute Lösung. Sie übernahmen damit die Verantwortung für einen neuen Umgang miteinander, der zu Hause eine bessere Lernatmosphäre entstehen ließ.

Hier ein kurzes Gedankenspiel: Angenommen, Rosalindes Eltern gehen nicht in eine Beratung, die Eltern klagen ihre Tochter weiterhin an und Rosalinde beschwichtigt immerzu. Was geschieht, wenn Rosalinde erwachsen ist?

Überwiegt bei beiden Elternteilen die anklagende Haltung, ist es zunächst wenig wahrscheinlich, dass ihr Kind diese ebenfalls einnimmt. Gegen zwei aufbrausende Hitzköpfe kann ein kleiner Sprössling wenig ausrichten. Als Kind hat Rosalinde mit der beschwichtigenden Haltung die meisten Erfolge erzielt. Sollte sie sich einen Partner aussuchen, der in Konflikten in die anklagende Haltung geht, wird sie ihre beschwichtigende Haltung wahrscheinlich beibehalten. Es wäre aber auch denkbar, dass sie in anderen Beziehungen, beispielsweise im Umgang mit Kolleginnen oder mit ihren eigenen Kindern, selbst die anklagende Haltung einnimmt, denn diese lernte sie ebenfalls.

Trigger – Skulpturarbeit mit Paaren

Eine weitere Form, mit Skulpturen Beziehungen auf den Grund zu gehen, ist die bereits erwähnte Triggerarbeit. Das Wort »Trigger« kommt aus dem Englischen, im technischen Bereich bezeichnet es einen Schalter. Auf Beziehungen übertragen geht es um Verhaltensweisen, die beim Gegenüber unverständlich starke Reaktionen auslösen. Das Verhalten oder die Worte eines Partners rufen beim anderen so ungeahnt heftige Gefühle hervor, dass dieser nur noch den Kopf schütteln möchte.

Erinnern Sie sich an die Geschichte von Sabine und Martin im ersten Kapitel? Sabine reagierte nicht nur verärgert, sondern fühlte sich bis ins Mark getroffen, wenn ihr Freund Martin ihre Fragen nicht beachtete. Im ersten Teil der Skulpturarbeit stellte sie sich und ihren Freund auf. Über die Haltung, Mimik und Gestik im Zusammenspiel mit ihrem Partner wurden die starken Gefühle wieder aktiviert. Sie konnte erkennen und sagen, dass sie diese Gefühle schon lange kennt. Ihr wurde bewusst, dass in einer solchen Situation alte Verletzungen wieder belebt wurden.

Bei der Triggerarbeit wird nun der Partner durch die Person ersetzt, auf die sich das ursprüngliche Gefühl bezieht. Sabine stellt also ihren Vater auf die Position, auf der zuvor Martin stand. Um das Verhältnis zwischen Tochter und Vater grundlegender zu verstehen, wird Sabine aufgefordert, auch ihrer Mutter und ihren Geschwistern einen Platz zu geben und alle Familienmitglieder mit einer eigenen Haltung zu versehen. Während Sabine im Folgenden die Kommunikationsstile in ihrer Herkunftsfamilie erarbeitet, sitzt Martin daneben und erhält einen Einblick in Sabines Beziehungserfahrungen. Er erlebt, wie Sabine zum Abschluss der Familienskulptur auf ihren Vater zugeht und ihm erzählt, wie sehr sein eisiges Schweigen sie verletzt hat, welche Anstrengungen sie unternommen hat, um ihn, den geliebten Papa, zu erreichen und von ihm gesehen zu werden.

Sabine und Martin lernen beide Neues durch die Skulptur: Martin begreift jetzt, wo bei Sabine »Tretminen« liegen. Sabine lernt, zwischen Martins Verhalten und dem Verhalten des Vaters zu unterscheiden und beidem eine unterschiedliche Bedeutung zu geben. Sabine sah als kleines Mädchen keine andere Möglichkeit, als auf das Schweigen des Vaters mit Wutausbrüchen zu reagieren. Heute, als erwachsene Frau, verfügt sie über ein größeres Repertoire an Reaktionsmöglichkeiten. Sie hat einen ganz anderen Sprachschatz als damals, sie kann für sich sorgen, ist also nicht mehr abhängig wie ein Kind. Sobald sie sich dies bewusst macht, wird es ihr leichter fallen, Martin beim nächsten Mal in einer solchen Situation zu sagen:

»Martin, bitte, schau kurz von der Zeitung auf, ich möchte etwas von dir wissen.«

Über die Triggerarbeit wird ein altes Gefühl der Hilflosigkeit, das mit entsprechendem Verhalten verknüpft ist, entkoppelt. So können Wahlmöglichkeiten für das eigene Handeln entstehen. Auf diese Weise wird bei Sabine und Martin ein Prozess angestoßen, der ihr Verständnis füreinander wachsen lassen kann – das geschieht nicht von heute auf morgen, sondern braucht Zeit, um ins Alltagsleben integriert zu werden.

In einem zweiten Schritt wäre es sinnvoll anzuschauen, was für Martin der entsprechende Trigger ist, sich »wegzubeamen«, wenn heftige Gefühlsausbrüche und Forderungen ihn erreichen. Da Konflikte in der Partnerschaft nie das Problem eines Einzelnen sind, sollte auch dem Partner die Möglichkeit gegeben werden, seinen Anteil an der Szene zu begreifen. Zudem schafft die zweite Triggerarbeit einen Ausgleich zwischen den Partnern. Jeder erhält einen Einblick in die Herkunftsfamilie des anderen und kann dann für sich alte Beziehungsmuster lösen.

Simultan-Skulptur – Skulpturarbeit mit Familien

Die Simultan-Skulptur ist eine besonders spielerische Variante. Wenn zwischen dem Therapeuten/der Therapeutin und einer Familie ein guter Kontakt besteht und er/sie die Familie so weit kennt, um einschätzen zu können, dass alle Mitglieder mitmachen, können diese gemeinsam eine Skulptur bauen. Vater, Mutter und jedes Kind suchen für sich einen Platz und eine Haltung, die dem momentanen Leben entsprechen. Da kommt Bewegung in den Raum! Entsteht hierbei ein Gerangel – es wäre sehr erstaunlich, wenn es nicht dazu käme –, wird allen bald deutlich, welche Themen in der Familie zurzeit im Vordergrund stehen. Streiten sich z.B. der jüngste und der zweitjüngste Sohn, wer sich näher an Mamas Bauch anlehnen darf? Sind Mann und Frau mehr damit beschäftigt, den »richtigen« Abstand zu den Kindern zu finden als zueinander? Wenn jeder durch seine Haltung den anderen das eigene Erleben mitgeteilt hat, wird anschließend natürlich auch gemeinsam an einem neuen Bild gebastelt, das für alle stimmiger ist.

Jede Person in der Familie erhält durch diese Form der Familienskulptur unzählige Informationen über sich, die anderen und das Zusammenspiel aller. Hier wird der systemische Grundsatz leibhaftig spürbar: »Das Ganze ist mehr als die Summe seiner Teile.« Jeder erlebt, wie er an seinem Platz gesehen, gehört und gefühlt wird, wie das Erzählen und Nachfragen neue Perspektiven eröffnet. Allein über das gemeinsame Spiel wird so viel Energie freigesetzt, dass sich neue Wege auftun.

2.4 Was wollen Familienskulpturen leisten? Veränderungen aktiv zulassen – das erlebte Bild wirkt

Auf Skulpturseminaren sagen Teilnehmerinnen und Teilnehmer öfter, sie wüssten nicht mehr so genau, wie es denn wirklich in ihrer Familie gewesen sei. Sie könnten sich zwar schon an viele Szenen erinnern, aber ob das alles so der Wahrheit entspreche, möchten sie nicht behaupten. Familientherapeuten sind der Auffassung, dass für das aktuelle Leben des Menschen nicht »die« Wahrheit, eine »reale« Vergangenheit entscheidend ist, sondern immer nur das Erinnerte.

Diese erinnerte Vergangenheit beeinflusst und bestimmt bis auf Weiteres unsere Beziehungen. So konstruiert sich jeder Mensch seine Beziehungswelt aus inneren Bildern, die ihn in seinem Denken, Fühlen und Handeln leiten. Spannungsreiche Kommunikationsabläufe wiederholen sich immer wieder, weil sie sich an einem festgefahrenen Beziehungsbild orientieren. Die Skulpturarbeit eröffnet Alternativen, die wir nutzen können, um neue Umgangsformen über ein neues Beziehungsbild zu lernen.

An Katrins Beispiel verdeutlicht: Wenn die Mutter ihr gegenüber einen Wunsch äußerte, war sofort das innere Bild – oft unbewusst – präsent: »Die Mutter bindet mich an sich, sie gönnt mir nichts.« Dadurch sah Katrin natürlich gleich rot und ging auf Abwehr. Mit dem neuen Bild im Herzen »Meine Mutter ist verletzt, weil sie sich in ihrer Partnerschaft verraten fühlte, und ich bin ihre Tochter, die sich ihre Liebe wünscht« kann sie nun unbefangener reagieren und abwägen, ob sie die aktuellen Wünsche ihrer Mutter erfüllen kann und möchte oder nicht.

Voraussetzung für einen solchen Entwicklungsprozess ist die *innere Bereitschaft.* Das neue Bild kann nur in dem Maße wirken, wie jemand sich gegenüber Veränderungen öffnet und bereit ist, auf alte Privilegien zu verzichten. In Katrins Fall ist mit der neuen Sichtweise verbunden, dass sie die ganz innige partnerähnliche Nähe zum Vater aufgeben muss, in der sie sich schon früh erwachsen fühlte. Wenn sie sich eingestehen kann, dass sie das Kind ihrer Eltern ist, beider Liebe braucht und damit auf ihre »Größe« verzichtet, kann Neues entstehen.

So spannend die Arbeit mit Skulpturen auch scheint, eine tiefe, verändernde Wirkung im Alltag ist durch sie nur möglich, wenn Sie zulassen, dass sich etwas in Ihrem Leben verändern darf. Die neue Sichtweise, die Sie durch die Skulptur erhalten, braucht einen Platz in der Realität. Je häufiger Sie sich die Skulptur vor Augen führen und sich nochmals hineinfühlen, desto leichter fällt es Ihnen, in konkreten Situationen angemessen zu reagieren. Das alte Beziehungsbild können Sie mit einem Videofilm vergleichen, den Sie bereits unzählige Male gesehen haben. Den neuen Film mit der Wunschskulptur sollten Sie daher immer dann noch einmal vor Ihrem inneren Auge ablaufen lassen, wenn sich eine brenzlige Situation anbahnt.

Perspektivenwechsel – in andere Rollen schlüpfen

Wenn Sie einer Freundin oder einem Freund von einer Auseinandersetzung mit den Eltern oder dem Lebenspartner erzählen, haben Sie sicherlich auch schon häufig zu hören bekommen: »Denk dich doch einmal in den anderen hinein!« So gut gemeint dieser Ratschlag ist, er löst doch meistens Widerstand oder Ratlosigkeit aus. »Ich verstehe ihn/sie wirklich nicht«, werden Sie wohl kopfschüttelnd antworten. Sich in jemanden hineindenken ist schwierig, hineinspüren geht leichter. Stellen Sie die unterschiedlichen Standpunkte in einer Skulptur auf, können Sie nicht nur Ihre Haltung, sondern auch die des Konfliktpartners kennenlernen. In der Haltung des anderen können Sie dessen inneres Erleben nachvollziehen.

▶▶ *Beispiel: Ein in vielen Partnerschaften zu beobachtender Dauerbrenner ist das Ringen um ein offenes Gespräch. »Ich red und red. Du schweigst vor dich hin und rührst dich nicht«, sagt dann die Frau. Woraufhin der Mann genervt zum Himmel schaut und fragt: »Was sollen wir jetzt schon wieder ausdiskutieren?« Die entsprechende Skulptur könnte so aussehen: Der Mann sitzt zurückgezogen in seinem Sessel, er blickt ins Leere und vermeidet den Kontakt. Die Frau richtet all ihre Sinne auf den Mann aus. Sie sieht ihn direkt an, und ihre Körperhaltung drückt aus, dass sie Erwartungen an ihn hat.*

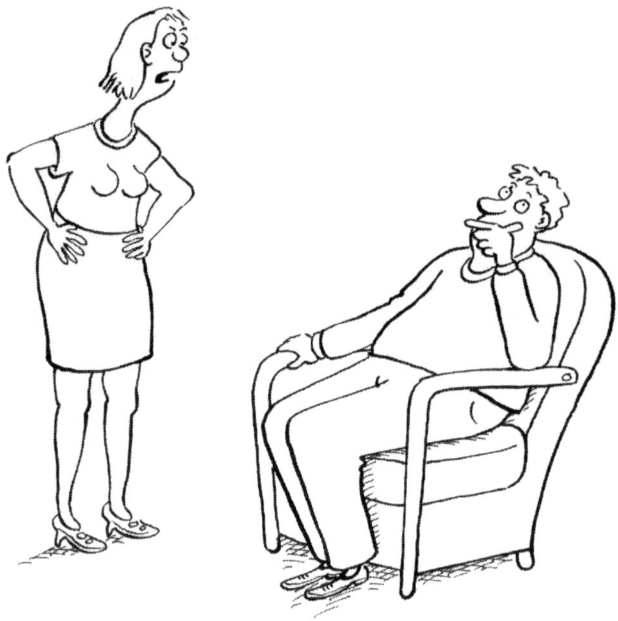

Durch die Skulptur wird beiden die Beziehungsdynamik klar: Je mehr sie auf ihn einredet und in ihn einzudringen versucht, desto mehr zieht er sich äußerlich wie innerlich zurück. Was sie zu viel an Verantwortung für die Beziehung übernimmt, gibt er ab. Beide sind an dem Ungleichgewicht beteiligt.

In dieser Paarskulptur bietet es sich an, die Rollen zu tauschen. Wie geht es der Frau, wenn sie immer tiefer in den Sessel zurückfällt, während ihr Mann sich über sie neigt? Welche Gefühle kommen in ihr auf? Welche Gedanken gehen ihr durch den Kopf? Wo im Körper fühlt sie sich unwohl? Und wie geht es dem Mann, wenn er vornübergebeugt seine Frau zur Aktivität animieren möchte? Welche Gefühle entstehen in ihm? Welche Gedanken kommen auf? In welcher Körperpartie verändert sich etwas?

Verharren beide in der ihnen zuvor unbekannten Haltung, werden sie sehr viel voneinander begreifen. Wenn ein Paar sich in einer solch überzeichneten Skulptur erlebt hat, ist es für es fast nicht mehr möglich, das bisherige Verhaltensmuster aufrechtzuerhalten. Für beide sind sowohl die Vor- als auch die Nachteile dieser Haltung entlarvt – und vielleicht können sie bereits über ihr altes Beziehungsspiel lachen.

Bauen Sie eine größere Skulptur auf, mit Eltern und Geschwistern, vielleicht sogar Großeltern, können Sie ebenfalls die Gelegenheit nutzen, um Ihre Familie aus einem völlig neuen Blickwinkel heraus zu betrachten. Vielleicht haben Sie immer Ihren Bruder beneidet, der so nah bei der Mama stand, auf einem Platz, den Sie gerne eingenommen hätten. Schlüpfen Sie für kurze Zeit in seine Rolle. Wie geht es Ihnen dabei? Was nehmen Sie in dieser Haltung wahr? Wie wirken sich eventuelle Machtverhältnisse im Familiensystem auf diesem Platz aus? Fühlen Sie sich dort stärker oder schwächer?

Sie wissen jetzt natürlich: Dies ist Ihre Skulptur, Ihre Sichtweise. Vielleicht sieht dieser Bruder sich selbst in einem ganz anderen Abstand, mit einer anderen Haltung der Mutter gegenüber. Und doch ist Ihr Bild im Augenblick das entscheidende. Denn es wirkt in Ihnen und beeinflusst Sie bis heute in Ihrem Handeln. Vielleicht möchten Sie Ihrem Bruder oder einem anderen Angehörigen, dessen Platz und Haltung Sie kennengelernt haben, von dieser Erfahrung erzählen – es wird sicherlich ein aufschlussreiches Gespräch für beide Beteiligten!

Diesen Rollentausch können Sie auch bei anderen Kontakten, z.B. in Geschäftsbeziehungen, ausprobieren. Ärgern Sie sich beispielsweise regelmäßig über Ihren Chef, der Ihnen keine klaren Anweisungen gibt? Der sich aber im Nachhinein fürchterlich aufregt, wenn Sie seine Erwartungen nicht erfüllen? Dies können Sie ebenfalls mithilfe einer Skulptur erforschen, in der Sie zuerst Ihre Rolle und dann die Ihres Chefs übernehmen. Wenn Sie seine Haltung genau erspürt haben, wissen Sie, was er von Ihnen als Mitarbeiter(in) braucht, damit er mit innerer Stärke und nicht nur äußerem Machtgehabe die Aufgaben verteilen kann. Nun können Sie in dieser Skulpturarbeit verschiedene Reaktionsweisen in Ihrer eigenen Rolle ausprobieren und entscheiden, welche Ihnen am meisten entspricht.

Neue Schritte wagen – Lösungen entdecken

Skulpturen wollen Ihren Mut und Ihre Neugierde wecken. Es gibt mehr Handlungsspielräume in Ihrem Leben und im Familiensystem, als Sie bisher dachten. Sie machen sich also auf, einen Ort innerhalb eines Beziehungssystems zu suchen, an dem Sie sich wohlfühlen. Manche Menschen finden sofort einen guten Platz, andere werden in eine Richtung gezogen, trauen sich aber nicht, diesen Weg einzuschlagen. Probieren Sie in der neuen Position eine angenehme Haltung aus – Ihre Wunschskulptur. Sind mehrere Familienmitglieder anwesend, können sie diese gemeinsam bauen.

Zu unterscheiden ist hier zwischen Skulpturen der Herkunftsfamilie und Skulpturen der aktuellen Beziehung. Wurde die Herkunftsfamilie gewählt und geht der Aufstellende beispielsweise einen Schritt aus dem Familiensystem heraus, verdeutlicht er damit, dass er erwachsen geworden ist und nicht mehr auf die intensive Fürsorge der Eltern angewiesen ist. Manchmal spürt der Aufstellende, dass dieser Schritt in Richtung Erwachsenwerden und Zukunft nur mit Mühe geht. Da zieht noch was! Ein Groll, ein Ärger, eine Sehnsucht. Man kann sich nur von etwas lösen, an das man gebunden ist. Ablösung setzt Bindung voraus. Daher wird in der Skulpturarbeit vor einer seelischen Abnabelung erneut die Beziehung zu den Eltern aufgenommen, und was bislang die Bindung zwischen Eltern und Kind störte, bekommt Raum: Eine Überforderung des Kindes oder eine unerfüllte Sehnsucht findet in einer intensiven Umarmung ihren Ausdruck. Dann steht der Weg ins eigene Leben offen.

Haben Sie Ihre Jetztfamilie aufgestellt, geht es darum, dass Sie nach einem Platz, einer Haltung suchen, die Ihnen mehr Handlungsspielraum in der Gegenwart eröffnet. Beispielsweise wünschen sich junge Mütter oft mehr Abstand zu ihren kleinen Kindern. Sie fühlen sich regelrecht erdrückt und spüren, dass sie zu viel Verantwortung übernehmen. In der Skulptur wird deutlich, dass sie mit dieser engen Beziehung gleichzeitig auch die Nähe der Kinder zum Vater verhindern. Jungen Vätern dagegen wird häufig erst in der Skulptur bewusst, welche Distanz sie zu ihren Kindern haben und dass sie, wenn sie ehrlich zu sich sind, sich mehr Nähe zu ihren Kindern wünschen.

Skulpturen der Jetztfamilie regen den familiären Wachstumsprozess besonders intensiv an, wenn Sie mit Ihrem Partner zusammen die aktuelle Situation aufstellen. Damit steigern Sie die Chancen, Ihre Wunschskulptur im Alltag zu realisieren, um ein Vielfaches! Dies gilt genauso für Familienaufstellungen und Familienrekonstruktionen. Durch derartige familienbezogene Selbsterfahrungen können Sie Ihre Partnerschaft ausgesprochen bereichern.

Den dritten Schritt, die Umsetzung der Wunschskulptur, gehen Sie erst im Laufe der kommenden Monate, nachdem Sie das neue Beziehungsbild, das sich gut anfühlte, in Ihr Unbewusstes haben absinken lassen. Sie werden überrascht sein, was sich durch Ihre neue Haltung bei allen Familienangehörigen verändern wird!

Selbstwert durch gegenseitige Wertschätzung

Fließende Kommunikation steigert Ihr Selbstwertgefühl. Wenn Sie erleben, dass Ihre Liebsten Ihnen zuhören, wenn Sie sagen können, was Ihnen auf dem Herzen liegt und Ihre Gefühle von den anderen ernst genommen werden, dann fällt es Ihnen leicht, auf Ihre eigenen Fähigkeiten zu vertrauen. Und den anderen geht es genauso. In einer solchen Atmosphäre kann sich jeder Fehler erlauben und neue Schritte mutig ausprobieren. In der Art und Weise, wie Sie miteinander kommunizieren, zeigen Sie einander, wie sehr Sie sich gegenseitig wertschätzen. Hierbei können Familienskulpturen Ihnen und Ihrer Familie helfen.

TEIL 3
»Wie stehen wir zueinander?« – die Familienaufstellung

Während ich über Familienskulpturen schrieb, fühlte ich eine Leichtigkeit in mir. Es macht Spaß, mit dieser Methode Dinge im Leben zu entdecken, Neues wahrzunehmen, was bisher nicht gesehen, gehört oder gespürt wurde, und humorvoll mit den eigenen Kommunikationsmöglichkeiten zu spielen. Während bei den Familienskulpturen der Schwerpunkt auf dem *Wie* liegt, also konkrete, praxisorientierte Lösungen für das familiäre Zusammenleben gesucht werden, beschäftigen sich Familienaufstellungen mit den *Grundstrukturen der Familie.* Sie eröffnen einen Zugang zur eigenen Person und zugleich zur eigenen Familie auf einer tiefen, existenziellen Ebene.

Das zentrale Thema dabei heißt: »Anerkennen, was ist« (vgl. Hellinger, Bert/Hövel, Gabriele ten, 1999). Welche Ordnung hat sich in einer Familie entwickelt und wie wird jedes Familienmitglied als Person geachtet? Die praktische Umsetzung der auf diese Weise gefundenen Lösungen ergibt sich erst in zweiter Linie.

Familienaufstellungen haben eine andere Gefühlsqualität. Im Vordergrund steht oft eine drückende Schwere, eine Belastung, die sich nach einer guten Auflösung sehnt. Die Leichtigkeit ist erst ganz am Ende der Aufstellung zu spüren. Das Ergebnis berührt in der Tiefe der Seele, zeigt für einen Augenblick, wie *Versöhnung mit der eigenen Lebensgeschichte,* mit der eigenen Familie aussehen kann. In Familienaufstellungen geht der Blick zurück in die Vergangenheit, oft weit über das hinaus, woran sich eine Person bewusst erinnern kann, häufig über drei Generationen. Familienaufstellungen verfolgen das Ziel, das gesamte Familiensystem zu begreifen und sogenannte »Verstrickungen« zu lösen.

Dabei lassen sich zwei verschiedene Tiefen bei familiären Verstrickungen unterscheiden: zum einen solche, die im direkten Zusammenleben von Großeltern, Eltern und Kindern entstehen. Hier sind oft die Grenzen zwischen den Generationen nicht geklärt, oder Partnerschaftskonflikte werden über Kinder ausgetragen.

Zum anderen zeigen Aufstellungen auf einer tieferen Ebene, wo krank machende oder in den Tod ziehende Spannungen in einem

Familiensystem wirken. Auf dieser Ebene berühren Familienaufstellungen zumeist unbewusste Familienthemen, die wir in uns tragen, aber noch nicht einordnen können. Derlei Verstrickungen entstehen, wenn Personen in einer Familie vergessen, nicht geachtet, ausgegrenzt werden oder wenn ein Familienmitglied versucht, die Schuld eines Vorfahren auszugleichen. Solche unverarbeiteten Traumata, seelischen Verletzungen der Eltern- oder Großelterngeneration wirken vielfach in die nächsten Generationen hinein.

Derartige nicht bewusste Verstrickungen können sich im Alltag durch diffuse depressive Verstimmungen, panische Ängste oder andere unangemessen heftige Gefühlszustände äußern. Sie werden als wenig beeinflussbare, sich zwanghaft wiederholende Verhaltensmuster erlebt, z.B. wenn jemand bei der Arbeit stets bis an die Erschöpfungsgrenze geht. Aber auch manifeste psychische oder psychosomatische Krankheiten treten auf.

Da die Belastungen oft nicht mit Ereignissen in der eigenen Biografie in Verbindung gebracht werden können, rufen sie verstärkt Hilflosigkeit, Angst und Verzweiflung hervor. In diesem Zusammenhang spricht Bert Hellinger von »übernommenen Gefühlen«. Wenn diese bisher nicht zu ortenden Gefühle zu ihrem Ursprung zurückfinden, ist eine klare emotionale Unterscheidung zwischen dem eigenen Leben und dem der Eltern bzw. anderer wichtiger Familienmitglieder möglich. Dann geschieht eine emotionale Ablösung vom Schicksal der betreffenden Person, und ein freies eigenes Leben wird möglich.

3.1 Grundsätzliches zum Verständnis der Familienaufstellung

Familienaufstellungen entstanden auf der Basis vielfältiger familientherapeutischer Erfahrungen. Wesentliche Erkenntnisse aus der Familienforschung fließen in die Arbeit mit ein. Um Ihnen das Verständnis für Familienaufstellungen zu erleichtern, werden hier zunächst zentrale Themen vorgestellt.

Unlösbare Bindungen – das Genogramm

Flexibilität ist zu einem Kennzeichen unserer Zeit geworden. Wer auf dem Arbeitsmarkt bestehen möchte, muss über diese Eigenschaft verfügen. Wer eine erfolgreiche Karriere plant, rechnet bereits mit mehreren Stellenwechseln, die Umzüge und damit auch Veränderungen im Freundeskreis mit sich bringen. Die Forderung nach derartiger Flexibilität führt zu hohen emotionalen Anforderungen im Privatleben. Der Lebenspartner bzw. die junge Familie muss dann ebenfalls umziehen oder getrennte Wohnorte aushalten. Viele Partnerschaften zerbrechen an der getrennten Lebensführung, und Freundschaften bleiben mangels kontinuierlicher Kontakte auf der Strecke.

Doch lassen sich auch familiäre Bindungen durch Kontaktabbruch genauso flexibel lösen? Was mit Wohnungen, Arbeitsplätzen, sogar mit Freunden noch funktioniert, findet bei der Familie seine Grenzen. *Familiäre Beziehungen lassen sich weder aussuchen noch jemals beenden.* Ihre Eltern, Geschwister, Großeltern, Kinder können Sie nicht frei auswählen, austauschen oder ihnen gegebenenfalls kündigen. Auch wenn Sie den Kontakt zu einem Familienmitglied abbrechen – er oder sie bleibt dennoch Vater, Mutter, Tochter, Sohn, Bruder, Schwester, Großmutter oder Großvater. Dadurch lösen sich diese Beziehungen nicht auf. Ganz im Gegenteil! Je mehr sich eine Person aus den familiären Bindungen herauslöst, desto intensiver versuchen andere Familienmitglieder, diesen Angehörigen wieder hereinzuholen. In der psychotherapeutischen Praxis erleben wir häufig folgendes Phänomen: Wenn sich ein Vater bereits vor der Geburt seines Sohnes von diesem verabschiedet, führt das häufig zu einer Irritation im Liebesleben des Sohnes. Er geht immer wieder neue Partnerschaften ein, die er, sobald es ernst wird, fluchtartig verlässt. Er ahmt seinen

Vater nach, ohne ihn je gesehen zu haben. Auf einer tiefen emotionalen Ebene ist er auf der Suche nach seinem Vater und, so könnte man es interpretieren, holt mit seinem Flucht-Verhalten seinen Vater wieder ins Familiensystem hinein.

Bestimmt kennen Sie auch das Phänomen, dass Menschen, die ihre Eltern ablehnen, genau deren verhasste Eigenschaften früher oder später selbst entwickeln. Hass und Ablehnung binden, Achtung und Liebe aber machen den Weg frei für eigene Entscheidungen. »Nicht so werden wollen wie …« funktioniert nicht. Unser Unbewusstes versteht keine Verneinung – schon gar nicht gegenüber den Menschen, die uns geprägt haben. Die Familie ist mit einem Baum vergleichbar, dessen Wurzeln unsere Eltern und Vorfahren, dessen Früchte unsere Kinder sind. Lehnen wir unsere Wurzeln ab, nehmen wir uns viel Lebenskraft. Richten wir unseren Blick permanent auf deren Verwachsungen, Verbiegungen, Verkümmerungen, spüren wir vorrangig einen Mangel an Nährstoffen. Wir können aber auch betrachten, was diese Wurzeln uns für unser Wachstum gegeben haben. Trotz allem, was unsere Entwicklung auch behindert haben mag, wuchs durch diese Wurzeln doch unser Leben. Die Frage ist, ob nicht noch mancher Nährstoff zu finden ist, den wir bisher nicht bemerkt haben.

▶▶ *Beispiel aus einer Familienaufstellung: Cornelia fühlt sich in ihrer Ehe zunehmend unglücklich. Sie empfindet keine sexuelle Lust mehr, seitdem ihr erstes Kind geboren worden ist. Nach ihrer eigenen Mutter befragt, verzieht sie ihr Gesicht. Mit Scham und Verachtung in der Stimme erzählt sie, dass sie wenig Kontakt zu »dieser Frau« habe. Sie sei bei ihrer Tante aufgewachsen, währenddessen ihre Mutter wechselnde Partnerschaften hatte. Von Verwandten und Nachbarn wurde ihre Mutter als »Flittchen« abgehakt.*

In der Familienaufstellung lernt Cornelia neue Seiten an ihrer Mutter kennen: Nachdem sie alle Stellvertreter aufgestellt hat, fragt sie das Double der Mutter zuerst nach ihrem Empfinden. Die Stellvertreterin, die zu-

nächst recht ruhig dagestanden ist, blüht auf, als sie das Interesse an ihrer Person spürt. Sie strahlt und sprudelt nur so vor Lust und Lebensfreude. Erst als sie die massive Abwertung der anderen Familienmitglieder hört und den Schmerz ihrer Tochter hinter ihrem Rücken wahrnimmt, steigen Trauer, Bitterkeit und Abwehr in ihr hoch. Als Cornelia die unverbogene, lustvolle Seite der Mutter wahrnimmt und deren Schmerz sieht, für ihr Kind nicht sorgen zu können, verschwindet ihre Verachtung. Sie spürt erstmals Liebe für den lustvollen Teil ihrer Mutter und kann ihn annehmen. Nun ist es für sie möglich, zu ihrer Mutter zu sagen: »Liebe Mama, ich bin lustvoll wie du.« (Beide Frauen schauen sich schelmisch an.) »Und ich möchte gut für mein Kind sorgen, erlaubst du es mir?«

Cornelia hat die Entweder-oder-Verknüpfung (entweder gute Liebhaberin oder gute Mutter) in dem Moment gelöst, als sie Liebe und Achtung für ihre Mutter empfinden kann.

Eine andere Auswirkung unserer mobilen Zeit ist, dass viele Frauen und Männer nur noch einen Teil ihrer Familie persönlich kennen. Der Onkel wanderte nach Chile aus, der erste Mann der Mutter muss irgendwo in Norddeutschland leben, die Töchter wohnen in Berlin, Bochum und Basel. Überlegen Sie kurz: Kennen Sie alle Personen bis in die Großelterngeneration, mit denen Sie direkt verwandt sind? Wenn Sie jetzt mit »Ja« antworten, sind Sie eine Ausnahme! Mithilfe eines Genogramms können Sie sich auf eine Entdeckungsreise begeben.

Genogramme gehören zum zentralen Handwerkszeug systemischer Therapie und Beratung. Sie werden bei allen in diesem Buch beschriebenen Methoden verwendet, um sich einen Überblick über die Familie zu verschaffen, sowohl in der Skulptur- und Aufstellungsarbeit wie auch in der Familienrekonstruktion. »Genogramm« bedeutet im Deutschen »Ahnentafel« oder wird auch mit »Stammbaum« übersetzt. Der deutsche Begriff trägt jedoch eine historische Hypothek, erinnert er doch an die Stammbaumforschung im Dritten Reich, also an die menschenverachtenden Methoden der Nationalsozialisten. Die Stammbaumforschung wurde zu dieser Zeit angewendet, um eine »arische« Abstammung nachzuweisen. Daher wird der deutsche Begriff nur selten benutzt.

In der therapeutischen Arbeit soll das Genogramm Ihnen helfen, sich als Teil eines ganz besonderen Familiensystems zu entdecken. All diese Menschen, die Sie in Ihrem Genogramm benennen, haben Ihr Werden wesentlich geprägt – direkt oder indirekt.

Im Genogramm werden zunächst alle lebensgeschichtlichen Daten über mindestens drei bis zu fünf Generationen aufgenommen.

Aus den historischen »Rohdaten« wie Geburts-, Hochzeits- und Todesjahr erfahren Sie bereits einiges über die familiäre Entwicklung und das geschichtliche Umfeld Ihrer Familie: Wie groß sind Ihre Familien väterlicher- und mütterlicherseits? Wie schnell kamen die Kinder hintereinander? Wie alt wurden die Männer und die Frauen in Ihrer Familie? Fällt die Familiengründung der Großeltern in die Kriegsjahre oder in die Nachkriegszeit? Fallen bestimmte familiäre Ereignisse mit politisch markanten Zeitpunkten zusammen? Beispielsweise gibt es in vielen ostdeutschen Familien eine Kinderpause in den Jahren nach der Wiedervereinigung. Aus den Daten lassen sich bereits Zeiten familiären Aufbaus und Krisenzeiten erahnen.

Im Rahmen der Familientherapie werden nun einschneidende Ereignisse, die eine Familie zu bewältigen hatte, ins Genogramm eingetragen: Wie haben die einzelnen Familienmitglieder die Kriege (über)lebt – als Zivilisten, Soldaten, Gefangene, Ausgebombte, Flüchtlinge, Vertriebene? Wie haben sie die verschiedenen Regimewechsel (1918, 1933, 1945, 1989) bewältigt – als Opfer, als Täter? Gibt es politische, religiöse, kulturelle Umbrüche? Aus welchen Ländern, mit welchen nationalen Hintergründen kommen die Familien zusammen?

Wie werden Partnerschaften in dieser Familie gelebt? Wie alt wurden sie? Feierte jemand bereits Goldene Hochzeit? Gibt es Trennungen und Scheidungen? Seit wann gibt es Patchworkfamilien? Manch einer ist erstaunt, wenn er oder sie entdeckt, dass bereits die Großeltern in einer Patchworkfamilie aufwuchsen. Damals nannte dies keiner so, und die Kinder aus erster Ehe mussten gewöhnlich den Stiefvater oder die Stiefmutter einfach »Vater« oder »Mutter« nennen, was für die Kinder damals psychisch ähnlich verwirrend war, wie dies heute der Fall ist, wenn nicht klar zwischen leiblichen und sozialen Eltern unterschieden wird. Welche Werte, welche Stärken und Ressourcen werden in der Familie weitergegeben? Man denke an berufliche Erfolge, Familienrituale, Hausbau und Hauserbe, politisches oder ethisches Engagement.

Infolge traumatischer Ereignisse haben möglicherweise einzelne Menschen in der Familie Krankheiten wie Alkohol- oder Drogensucht, Depression oder Zwangsstörungen entwickelt – und der eine oder andere hat nach langem Kampf wiederum Bewältigungswege gefunden und ist gesundet.

Vielleicht gab es in der Familie besondere Bindungen zu Menschen, die »Schutzengel« für jemanden waren. Nicht selten gibt es eine (Ur-) Oma in der Familie, die die Familie zusammenhielt, oder einen jungen Onkel, der als guter Kumpel einen fehlenden Vater ausglich.

All diese Einflüsse, die auf das Familiensystem einwirkten, und alle Bewältigungsstrategien, die Menschen im Familiensystem entwickelten, können im Genogramm Eingang finden. So kann Ihr Genogramm zu einer grafisch verdichteten Familiengeschichte werden.

Auf Seite 96f. finden Sie eine Vorlage zur Erstellung Ihres Genogramms. Am besten verwenden Sie ein großes Blatt Papier (DIN A2) im Querformat. Dann bleibt Ihnen neben den einzelnen Kreisen (weibliche Familienmitglieder) und Quadraten (männliche Familienmitglieder) ausreichend Platz für persönliche Notizen.

ANLEITUNG: SO ERSTELLEN SIE IHR GENOGRAMM

Zuallererst schreiben Sie sich selbst in das Genogramm hinein, und zwar auf einer Ebene mit Ihren Geschwistern – dazu zählen auch Halb-

und Stiefgeschwister. Über Ihnen stehen Ihr (leiblicher) Vater und Ihre (leibliche) Mutter. Sind Sie bei Adoptiv- oder Pflegeeltern aufgewachsen, führen Sie diese seitlich versetzt zu sich auf und stellen Sie die Verbindung zu sich durch gestrichelte Linien dar.

Hat die Mutter oder der Vater Geschwister, Halb- oder Stiefgeschwister, schreiben Sie diese auf die gleiche Ebene wie Ihre Eltern. Darüber zeichnen Sie die Großeltern ein. Falls Sie bereits selbst eine Familie gegründet haben, stehen unter Ihnen Ihre Kinder. Wenn Sie Enkelkinder haben, stehen die Enkelkinder unter deren Eltern. Geschwister werden jeweils dem Alter nach von links nach rechts aufgeführt. Schauen Sie sich am besten im skizzierten Genogramm genau an, wie die Verbindungslinien gezogen werden, damit Sie die Beziehungen nach diesen Regeln miteinander verknüpfen können.

In die Kreise und Quadrate schreiben Sie jeweils den Vornamen sowie das Geburts- und gegebenenfalls das Sterbedatum Ihrer Familienangehörigen; auf die Linie, die ein Paar verbindet, fügen Sie das Hochzeits- und gegebenenfalls das Scheidungsdatum ein.

Jetzt haben Sie also alle Fakten notiert, die Sie bisher von Ihrer Familie wissen. Für die Aufstellungs- und Rekonstruktionsarbeit sind möglicherweise weitere Informationen wichtig, die Sie vergessen haben oder die Ihnen nicht bekannt sind: Hatten die Eltern oder Großeltern frühere Beziehungen, aus denen Kinder hervorgingen? Sind Kinder bei der Geburt oder als Säuglinge gestorben? Ein möglicher Hinweis – zumindest in der Zeit vor der modernen Empfängnisverhütung – sind große Abstände zwischen zwei Geschwistern, wenn später noch weitere Geburten folgten. Es kann natürlich auch sein, dass in einer solchen Phase die Ehe stark belastet war, z. B. durch äußere Faktoren wie Krieg oder Kriegsgefangenschaft oder durch innere Faktoren wie Partnerschaftskrisen.

Wenn Ihnen jetzt noch etwas im Genogramm unklar ist, nützen Sie die Gelegenheit, um mit Eltern und Verwandten über Ihre Wurzeln zu sprechen.

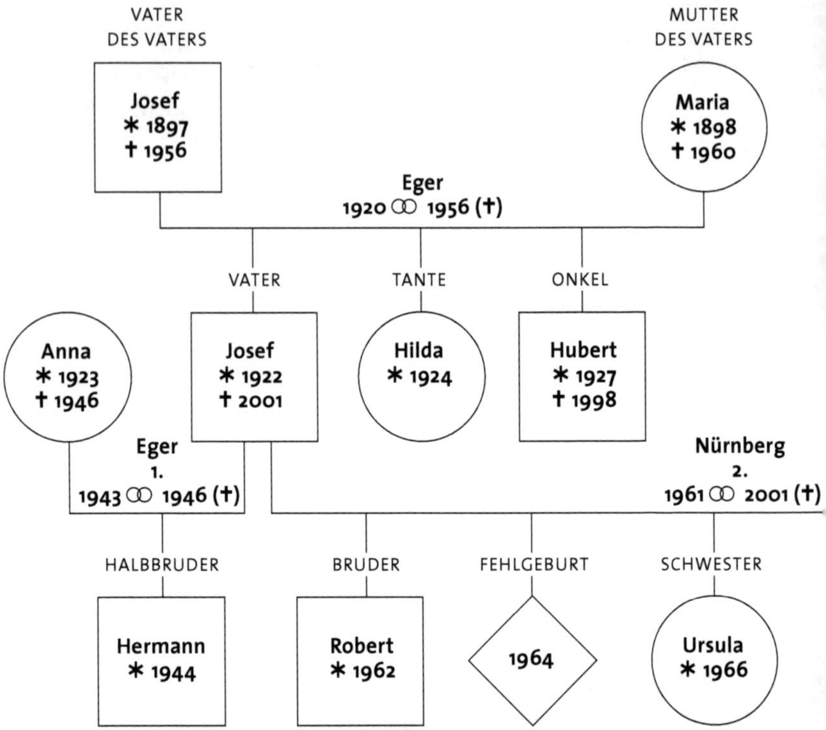

□ = Männliches Familienmitglied
○ = Weibliches Familienmitglied
◇ = Fehlgeburt, Totgeburt, Abtreibung
✱ = Geburtsjahr
† = Todesjahr
♥ = Liaison / nicht eheliche Partnerschaft
⚭ = Ehe
⚭̸ = getrennte Partnerschaft
O/O = Trennung
O//O = Scheidung
└┬┘ = Kind von
└┆┘ = Pflege-/Adoptivkind von

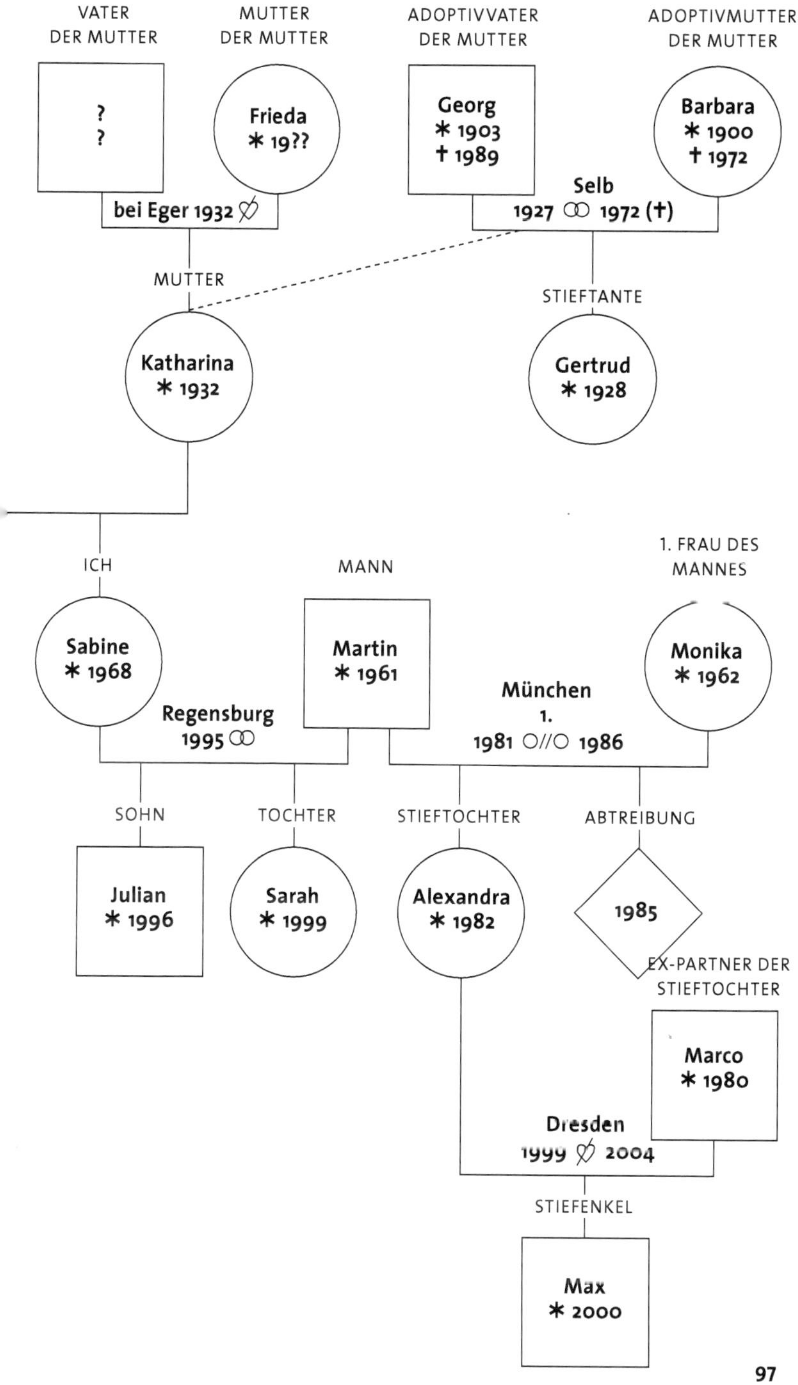
VATER DER MUTTER
?
?
MUTTER DER MUTTER
Frieda
* 19??
ADOPTIVVATER DER MUTTER
Georg
* 1903
† 1989
ADOPTIVMUTTER DER MUTTER
Barbara
* 1900
† 1972
bei Eger 1932
Selb
1927 1972 (†)
MUTTER
Katharina
* 1932
STIEFTANTE
Gertrud
* 1928
ICH
Sabine
* 1968
MANN
Martin
* 1961
1. FRAU DES MANNES
Monika
* 1962
Regensburg
1995
München
1.
1981 O//O 1986
SOHN
Julian
* 1996
TOCHTER
Sarah
* 1999
STIEFTOCHTER
Alexandra
* 1982
ABTREIBUNG
1985
EX-PARTNER DER STIEFTOCHTER
Marco
* 1980
Dresden
1999 2004
STIEFENKEL
Max
* 2000

Auch Eltern waren Kinder – die Familienrekonstruktion

Erinnern Sie sich noch an die Zeit, bevor Sie in die Schule kamen? Damals wussten Sie ganz sicher: Die Eltern können alles, wissen alles, haben alles im Griff. In diesem Alter, das die Psychologen »magische Phase« nennen, nehmen Kinder in ihrer Fantasie die Eltern nicht in der realen Größe, sondern als Götter oder Monster wahr. Genauso wie sie die Eltern als allmächtig einschätzen, halten sie sich auch selbst für fähig, Herrscher über Leben und Tod, Liebe oder Scheidung zu sein. »Ich bin schuld, wenn meine Eltern sich scheiden lassen«, denkt das fünfjährige Kind.

Eine sehr intensive Form, mit diesen inneren Bildern zu arbeiten, die bis ins Erwachsenenalter weiterwirken, ist die von Virginia Satir entwickelte *Familienrekonstruktion*. Da diese starken Einfluss auf die Entwicklung der Familienaufstellung hatte, wird sie hier vorgestellt.

Wenn Erwachsene ihren Eltern grollen, weil sie zu wenig von ihnen erhalten haben oder von ihnen vernachlässigt wurden, dann sind diese magischen Vorstellungen wieder präsent: Eltern müssen perfekt sein. Das innere Kind erinnert sich an seine Verletzung, und all die damit verbundenen Gefühle werden reaktiviert. Während der Familienrekonstruktion lernt der Erwachsene seinen Werdegang und den seiner Eltern aus Perspektiven kennen, die ihm als Kind in seinen erinnerten Bildern bis heute fremd waren. Mit einer Vielzahl von Familienskulpturen werden die wichtigsten Lebensstationen in der Entwicklung der Eltern wie der Kinder dargestellt. Eine Familienrekonstruktion beginnt meist mit dem Kennenlernen der Großeltern, um herauszufinden, wie der Vater oder die Mutter bei ihrer Zeugung bzw. Geburt im Leben begrüßt wurden. Dieses Bild ist bedeutsam, um zu verstehen, welche Lebensgrundeinstellung der Vater oder die Mutter in sich trägt. Weitere Stationen auf dem Weg der Familie sind die Geburten der Geschwister des Vaters bzw. der Mutter, da mit jedem Kind das Familiengefüge sich neu ordnet. So wird Schritt für Schritt sichtbar, wie die Entwicklung zweier unterschiedlicher Familien die Familiengründung der Eltern beeinflusst hat.

Durch jede Skulptur erhält der Aufstellende wichtige neue Informationen über die einzelnen Familienmitglieder und kreiert damit sein Bild von seiner Familie neu. Viele Erwachsene können sich z.B. nicht vorstellen, wie die eigenen Eltern jung und verliebt miteinander geflirtet haben. In der Kennenlern-Skulptur, die der Aufstellende nach seinem gespeicherten Bild modelliert, bringen die Rollenspieler oft Gefühle und Themen zur Sprache, die diesem bisher unbekannt waren.

Die neuen Familienszenen, die die einseitige, manchmal auch verzerrte Wahrnehmung des (ehemaligen) Kindes korrigieren oder ergänzen, bringen Bewegung in festgefahrene Familienerzählungen. Gerade traumatische Erlebnisse werden in Familien oft wie bei einer hängen gebliebenen Schallplatte immer wieder gleich erzählt. Für Nachgeborene sind diese redundanten Trauma-Erzählungen oft schwer zu ertragen. Beispielsweise wenn der Rosenkrieg und die Trennung der Eltern immer wieder gleich erzählt werden – meist ohne die dazugehörigen Gefühle, sondern nur als dramatische oder aber auch selbstverständliche Story. Wenn über die Familienrekonstruktion den Nachgeborenen ein Zugang zu prä- und posttraumatischen Zeiten eröffnet wird, können die Nachfahren das damals Geschehene emotional verstehen, neu einordnen und, falls sie damit verstrickt sind, sich auch davon distanzieren.

In der Familienrekonstruktion zeigt sich ein wesentlicher Aspekt der Familientherapie: Der Blick richtet sich nicht nur auf die Beziehung zweier Generationen, also der Eltern und Kinder. Denn eine solche Sichtweise provoziert geradezu, dass sich folgende Bewertung ergibt: »Das arme Kind, das von den bösen Eltern vernachlässigt, verletzt wurde.« Stattdessen werden *alle Verletzungen wie auch alle Heilungskräfte im Fluss der Generationen* gesehen. Wenn wir das Werden unserer Eltern, unserer Familie verstehen, ist kein Urteilen oder gar Verurteilen mehr nötig – sowohl für das erwachsene Kind wie auch für diejenigen, die diesem zu helfen versuchen, nämlich Therapeuten oder Beraterinnen.

Virginia Satir entwickelte mit der Familienrekonstruktion eine kreative Methode, um sich dem Zeitpunkt einer Verletzung zu nähern, als zum eigenen Schutz eine starre Wirklichkeitserklärung aufgebaut wurde. Hat eine Frau beispielsweise die Botschaft »alle Männer sind untreu« verinnerlicht, wird sie womöglich über die Familienrekonstruktion mit einer frühen Erfahrung, einer Urszene in Kontakt kommen, bei der sich diese Einstellung entwickelte.

Wenn beispielsweise in der Familiengeschichte dieser Frau rekonstruierbar ist, dass der Großvater mütterlicherseits Frau und Kinder verließ und auswanderte, erhält diese Frau in der Familienrekonstruktion einen Eindruck davon, wie es ihrer Großmutter und ihrer Mutter damals wohl ergangen sein mag. Nun kann sie einordnen, wie die schmerzhafte Erfahrung durch wiederholte Erzählung sich generalisierte und zu einer verallgemeinerten Einstellung gerann. In dem Maße, in dem sie den abstrakten Glaubenssatz auf eine konkrete Erfahrung in der Familiengeschichte zurückführen kann, wird sie frei für neue eigene Lebenseinstellungen sowie Lebensentscheidungen.

In der Familienrekonstruktion lernen Sie, Ihre Familiengeschichte im geschichtlichen, sozialen und spirituellen Kontext zu betrachten. Die nackten (Jahres-)Zahlen werden mit Leben gefüllt: Jedes Jahrzehnt hat ein eigenes Lebensgefühl, besondere Werte, einen gewissen Stil und Zeitgeist. Diese neuen Bilder widerlegen die bisherige Erinnerung nicht, sondern fügen etwas hinzu. Denn alle Erinnerungen, die wir in uns tragen, sind letztlich eine konstruierte Wirklichkeit; sie sind immer nur ein Ausschnitt dessen, was sich damals ereignete.

So haben manche Menschen vornehmlich das Schwere in der Vergangenheit verinnerlicht, andere hingegen das Leichte, bei manchen dominieren die traurigen Erlebnisse, bei anderen die freudigen. Eine Familienrekonstruktion bietet die Chance, ausgeblendete Lebensereignisse zu entdecken, deren Gefühlsqualität für sie neu ist. Sie lernen ihre Eltern als Menschen kennen, die in einem ganz eigenen Familiengefüge groß wurden, dort eine ganz bestimmte Rolle gegenüber ihren Eltern und Geschwistern einnahmen und selbst so manche Verletzung in sich tragen.

Die Familientherapeutin Hanna Grünewald-Selig, die noch direkt bei Virginia Satir gelernt hat und an deren Institut ich heute als Lehrtherapeutin arbeite, erzählte uns von einer sehr eindrucksvollen Familienrekonstruktion:

▸▸ *Beispiel: Esther kam als Kind zweier Menschen zur Welt, die beide die einzigen Überlebenden jüdischer Familien waren. Viele Verwandte wurden im KZ ermordet. Als die junge Frau ihr Genogramm betrachtete und die vielen Toten sah, fühlte sie sich ohnmächtig und voller Schmerz angesichts des großen Leids. Ihr schnürte es die Kehle zu. Über ihrem Namen nichts als Totenkreuze, die wie Damoklesschwerte über ihr hingen.*

Da drehte die Therapeutin das Genogramm auf den Kopf und sagte zu ihr: »Dein Leben ist wie das Leben einer Pflanze in der Wüste, die durch Steine hindurchwächst. Mitten in der Wüste erblüht eine wunderschöne Rose, die ihre Nahrung aus diesem Boden zieht. All diese Menschen, die hier auf Erden lebten, arbeiteten und sich liebten, miteinander sangen und lachten, sind deine Wurzeln.«

In der folgenden mehrtägigen Familienrekonstruktion lernte Esther all die viel zu früh Verstorbenen leibhaftig kennen. In der ersten Skulptur stellten die Rollenspielerinnen und Rollenspieler eine ausgelassene jüdische Hochzeit dar: Die Großeltern heirateten in den Zwanzigerjahren in Berlin. Da erinnerte sich Esther plötzlich an längst vergessene Erzählungen – über den Großvater, der so gut Witze erzählen konnte, über die Tante, die bereits früh laufen lernte und einmal unbemerkt entwischte, und vieles mehr.

In ihrer Vorstellung hatte sie ihre Verwandten immer nur leidend und tot gesehen. Nun spürte sie, wie viel sprühendes Leben in ihren Wurzeln steckte. Sie strahlte, als sie ihr Genogramm abschließend nochmals ansah.

Die Familienrekonstruktion veränderte viel in Esthers Leben. Sie hatte viele Jahre unter Fettsucht gelitten, die sich im Laufe der Monate nach der Familienrekonstruktion verlor. Ihr Lebensgefühl wandelte sich von Grund auf. Bisher hatte sie sehr zurückgezogen gelebt, doch nun ging sie mit einer inneren Lebensbejahung auf andere Menschen zu und fand Freunde.

Die Familienchronologie

Als Vorgeschmack auf eine Familienrekonstruktion möchte ich Ihnen eine beliebte Selbsterfahrungsübung aus diesem Seminar vorstellen: *die Familienchronologie.* Sie macht Ihnen bewusst, welche vergangenen Zeiten in Ihrer Familie intensiv erinnert werden und welche wie »blinde Flecken« erscheinen.

Bei meiner eigenen Familienrekonstruktion merkte ich plötzlich, dass in unserer Familie die Jahre des Zweiten Weltkriegs, die viel Leid für die Herkunftsfamilien meiner beiden Eltern bedeuteten, bis heute intensiv in Erinnerung sind. Die Nachkriegs- und Wirtschaftswunderjahre fehlten aber praktisch vollständig in meinen inneren Bildern. Die schweren Zeiten hatten die leichteren überdeckt. Die Familienrekonstruktion regte mich an, mir von meinen Eltern mehr über diese energiegeladene, leichtere Phase erzählen zu lassen, von ihrem Studium, ihren ersten Berufsjahren und von unternehmungslustigen Freunden.

Die Familienchronologie gibt Ihnen einen Leitfaden an die Hand, um mit Ihren Eltern oder anderen Angehörigen über Ihre Familie zu reden und dabei mit kindlicher Neugier Ressourcen zu entdecken. Fallen Ihnen in der Retrospektive mehr schwere Ereignisse auf, machen Sie sich auf die Suche nach dem Leichten. Dominieren freudige Ereignisse, seien Sie froh darüber! Möglicherweise finden Sie in Ihrer Familie große Ressourcen, die helfen, traurige, schmerzhafte Ereignisse zu verkraften. Vielleicht entdecken Sie aber auch, dass es ein unausgesprochenes Verbot in Ihrer Familie gibt, über Verletzungen und Trauer zu sprechen. Als Erwachsene haben Sie die Möglichkeit, sich mit totgeschwiegenem Leid und verdrängter Trauer zu befassen.

ÜBUNG: MEINE FAMILIENCHRONOLOGIE

Für diese Übung nehmen Sie drei große Bögen Papier (DIN A2), die Sie in der Form eines großen Ypsilon anordnen.

Auf dem linken oberen Papierbogen schreiben Sie in die erste schmale Spalte fortlaufende Jahreszahlen. Beginnen Sie mit dem Jahr des Kennenlernens bzw. der Heirat Ihrer Großeltern.

In der zweiten Spalte führen Sie das Alter Ihres Vaters und wichtige Ereignisse in seinem Leben auf (z. B. Kindergarteneintritt, Studienaufenthalt in den USA, erste Anstellung).

In die dritte Spalte tragen Sie für die Familie wichtige Ereignisse ein (z. B. Eltern wohnen mit drei Kindern in Zweizimmerwohnung, Flucht aus der DDR, Hausbau).

In der letzten, vierten Spalte vermerken Sie wichtige gesellschaftliche Veränderungen (z. B. Krieg, Wirtschaftswunder, Studentenbewegung Ende der Sechzigerjahre).

Auf dem rechten oberen Bogen notieren Sie entsprechend die Entwicklung Ihrer Mutter. Erste Spalte: Jahreszahlen; zweite Spalte: Lebensalter und -ereignisse der Mutter; dritte Spalte: Familienereignisse; vierte Spalte: Weltereignisse.

Der letzte Bogen Papier ist Ihnen und Ihrer Herkunftsfamilie gewidmet. Er beginnt mit dem Kennenlernen Ihrer Eltern, die zweite Spalte (Ihr Lebensalter, Marksteine Ihres Lebens) bleibt also bis zu Ihrem Eintritt in diese Familie leer.

In die dritte Spalte schreiben Sie Familienereignisse (z. B. Geburt weiterer Geschwister, Umzug, Hausbau), in die vierte Spalte wichtige Weltereignisse (z. B. Friedensbewegung, Mauerfall).

Auf der nächsten Seite finden Sie ein Beispiel für eine Familienchronologie.

Entwicklungen verstehen – die Familienchronologie

Jahr	Vater HANS		Familie SCHNEIDER	Welt
1940			Heirat der Großeltern	
1941	0	Geburt 1.4.		II. Weltkrieg
1942	1		Großvater im Krieg	
1943	2			
1944	3			
1945	4		Großmutter flüchtet in den Westen	
1946	5			Flüchtlingslager
1947	6	Volksschule	Großvater kehrt aus Gefangenschaft heim	
1948	7			Währungsreform
1949	8		Geburt der Tante	
1950	9	Krankenhaus		
1951	10		Geburt des Onkels	
1952	11	Realgymnasium		Wirtschaftswunder
1953	12			
1954	13		Geschäftsgründung	
1955	14	Konfirmation		
1956	15			
1957	16	Banklehre		
1958	17		Hausbau	
1959	18			
1960	19	Bundeswehr		
1961	20	Arbeit in München		Mauerbau in Berlin
1962	21			
1963	22			
1964	23	Mutter kennengelernt		Vietnamkrieg
1965	24	Hochzeit		
1969	28	Geburt des Sohnes		
1980	39			
1990	49	Besuch in Heimatstadt Kattowitz		Deutsche Wiedervereinigung
....				
2008	67	Herzinfarkt		

Jahr	Mutter MARGIT		Familie KÖHLER	Welt
1942			Heirat der Großeltern	II. Weltkrieg
1943			Geburt der Tante	
1944	0	Geburt 25. 6.		
1945	1		Großvater kehrt aus Krieg heim	
1946	2			
1947	3	Margit bei der Oma	Beide Großeltern arbeiten	
1948	4			Währungs-reform
1949	5			
1950	6	Volksschule		
1951	7			
1952	8			
1953	9	Kommunion		Wirtschafts-wunder
1954	10			
1955	11		Umzug	
1956	12			
1957	13			
1958	14	Frisörlehre		
1959	15			
1960	16			
1961	17	Erste Liebe		Mauerbau
1962	18	Auszug von zu Hause		
1963	19			
1964	20	Vater kennen-gelernt		
1965	21	Hochzeit		
1969	25	Geburt des Sohnes		
1979	35	Rückkehr in Beruf		
....				Mauerfall
2000	56	Brustkrebs		
2007	63	Reise nach Thailand		

Jahr	ICH RALF		Familie SCHNEIDER	Welt
1965			Heirat der Eltern	
1966			Geburt der Schwester	Große Koalition
1967				
1968				Studenten-revolte
1969	0	Geburt 2.9.		
1970	1			»Pillenknick«
1971	2		Einzug ins Eigenheim	
1972	3	Kindergarten	Schwester geht zur Schule	
1973	4			
1974	5			Ölkrise
1975	6	Grundschule		> 1 Mio. Arbeitslose
1976	7			
1977	8		Vater muss pendeln	
1978	9			
1979	10		Mutter arbeitet wieder	
1980	11	Gymnasium		
1981	12	Schullandheim		
1982	13			»Wende« Kohl
1983	14	Erste Liebe		
1984	15			
1985	16		Schwester zieht aus	
1986	17			Tschernobyl
1988	19	Studium		
1994	25	Berufseinstieg Ingenieur		Deutsche Wieder-vereinigung
....				
2001	32	Gemeinsame Wohnung mit Heike		
2008	39	Trennung		

Im Vergleich zur Familienrekonstruktion wird in Familienaufstellungen nicht die Entwicklung der gesamten Herkunftsfamilie nachvollzogen, sondern es wird mit einem stehenden Bild gearbeitet. Der zeitgeschichtlich-gesellschaftliche Aspekt tritt in den Hintergrund. Lediglich einschneidende äußere Ereignisse in der Familiengeschichte werden einbezogen, die im Unbewussten das Familienbild beeinflussen. Auf diese Weise können sich wichtige Aspekte der Familienentwicklung, die in der Familienrekonstruktion lebendig werden, auch bei Familienaufstellungen offenbaren.

▶▶ *Beispiel einer Familienaufstellung: Magdalena fühlt sich sehr allein im Leben, obwohl sie mit ihrem Mann und ihren Kindern zusammenlebt. Ihr Lebensgefühl wird von der Vorstellung bestimmt, dass sich keiner um sie kümmert. Ihre Kindheit verbrachte Magdalena mit ihren Eltern, Großeltern, einem Bruder und einer Schwester im Familienbetrieb, einer großen Schreinerei. In bitterem Ton erzählt sie, dass ihre Eltern nie Zeit für sie hatten. Nur ihr Opa spielte häufig mit ihr. In der Familienaufstellung platziert Magdalena ihre Großeltern hinter ihr Double. Hinter den Großeltern stehen die Eltern, der Vater hinter seinem Vater, die Mutter hinter ihrer Schwiegermutter.*

Über die Rückmeldungen der Stellvertreter in der Familienaufstellung erfährt sie, wie wenig Einflussmöglichkeiten die Eltern auf ihre Erziehung hatten. Für Magdalena war es schön, dass die Großeltern sich Zeit für sie nahmen, für die jungen Eltern aber ein hartes Brot, im Schlepptau der Eltern des Vaters von früh bis spät in der Schreinerei zu arbeiten. Als Magdalena den Stellvertreter ihres Vaters sagen hörte: »Ich sehe meine Tochter nicht, mein Vater versperrt mir die Sicht«, nimmt sie erstmals wieder ein Gefühl der Sehnsucht in sich wahr. Für sie ist die Vorstellung vollkommen neu, dass ihr Vater sie gerne sehen würde, aber daran gehindert wird. Als die Stellvertreterin ihrer Mutter ebenfalls ihre verzweifelte Lage beschreibt – sie wisse gar nicht, warum sie hier stehe, was sie hier zu suchen habe –, beginnt Magdalena zu weinen. Sie hatte zuvor ihre Eltern als hart und unnahbar beschrieben, in der Aufstellung jedoch spürt sie die verborgene Liebe ihrer damals noch so jungen Eltern und kann sie erwidern.

Diese Aufstellung zeigt auch, dass Magdalenas gespeichertes Beziehungsbild nach wie vor das ihrer frühen Kindheit ist, obwohl die Großeltern längst gestorben sind und die Eltern schon vor Jahren die Schreinerei übernommen haben.

3.2 Familienbande

Generationsgrenzen

So unterschiedlich die familientherapeutischen Schulen sind, in einem Punkt besteht Einigkeit: Wenn es allen im Familienverband gut gehen soll, müssen die Generationsgrenzen, also die Rechte und Pflichten aller, geklärt sein. Das betrifft sowohl Erwachsene und ihre Eltern als auch kleine Kinder und junge Eltern. Viele familiäre Probleme, die auch zu psychischen Erkrankungen führen können, werden durch Grenzverletzungen verursacht. Salvador Minuchin entwickelte bereits in den 70er-Jahren ein sehr klares Modell, wonach in einer Familie drei Beziehungsebenen zu unterscheiden sind: die *Paarebene,* auf der Mann und Frau sich als Partner begegnen, die *Elternebene,* auf der Mann und Frau sich als Eltern um die Kinder kümmern, und die *Kinderebene,* auf der Kinder von ihren Eltern lernen und versorgt werden.

Salvador Minuchin zeichnet die Struktur einer geordneten Familie folgendermaßen (das Schema gilt genauso, wenn ein Paar nicht verheiratet ist):

Ehemann	Ehefrau	(Eheliches Subsystem)
Vater	Mutter	(Elterliches Subsystem)
Kinder		(Geschwisterliches Subsystem)

(Minuchin, Salvador: Familie und Familientherapie.
Freiburg im Breisgau 1977, S. 131)

➔ Das eheliche Subsystem oder die Paarebene

Es ist ausschließlich Aufgabe der Partner, diese Ebene zu gestalten. Kinder sowie Großeltern haben hier weder Befugnisse noch Pflichten. Sie und Ihr Partner entscheiden, wie Sie miteinander wohnen möchten, wie Sie Ihre Sexualität leben wollen, welche Nähe und welche Distanz Sie mit- bzw. voneinander brauchen. Die Paarebene ist Ihr intimer Rückzugsraum, in dem Sie sich gegenseitig stärken können, um Aufgaben als Eltern oder in Beruf und Gesellschaft zu bewältigen. Als Partner teilen Sie einander Ihre Bedürfnisse und Wünsche mit, planen Sie Ihre Zukunft und lösen Sie Ihre Konflikte. Mischen sich in diese Entscheidungen Großeltern mit ein bzw. zieht einer der Partner oder beide Elternteile Kinder auf diese Ebene, gibt es Probleme in der Ehe, und die Kinder leiden unter der Überforderung. Engagieren sich Partner für ihre Beziehung und halten diese lebendig, erleichtert dies auch die Kooperation auf der Elternebene.

➔ Das elterliche Subsystem oder die Elternebene

Als Vater und Mutter schenken Sie Ihren Kindern das Leben. Sie kümmern sich um die körperlichen wie seelischen Bedürfnisse Ihrer Kinder und tragen Verantwortung für sie. Im Laufe der Jahre verändern sich Ihre Aufgaben als Eltern. Während Sie in den ersten Jahren Ihre Kinder vor allem beschützen und aus diesem Grund Regeln bestimmen sowie klare Grenzen vorgeben, geht es in späteren Jahren darum, die Kinder in ihr Leben zu entlassen, ihnen Zug um Zug Autonomie zuzugestehen. Um mit fürsorglicher Liebe für ihre Kinder da zu sein, brauchen Eltern die Souveränität, ihre Kinder erziehen zu können bzw. zu dürfen. Haben sich Eltern nicht ausreichend von den eigenen Eltern gelöst, mangelt es ihnen an innerer Kraft, um diese Aufgabe zu erfüllen. Sind Eltern durch innere oder äußere Umstände nicht in der Lage, ihre Rolle einzunehmen, bieten sich oft Großeltern oder Kinder an, um elterliche Funktionen auszuüben.

Im praktischen Alltag sieht das so aus, dass die Großeltern den Kindern andere Dinge erlauben oder verbieten, als dies die Eltern für richtig halten. Für die Kinder ist dann nicht klar ersichtlich, wer auf der Elternebene steht. Oder aber ein Kind übernimmt elterliche Funktionen, um ein fehlendes Elternteil auszugleichen: Der älteste Sohn beispielsweise erfüllt Vaterpflichten, seitdem die Mutter mit ihren Kindern alleine lebt.

→ **Das geschwisterliche Subsystem oder die Kinderebene**
Für ein gesundes Wachstum brauchen Kinder die Sicherheit, dass Vater und Mutter sie beschützen und zu ihnen stehen, unabhängig davon, wie sie sich verhalten. Kinder sind auf die Zuwendung und Zärtlichkeit der Eltern angewiesen.

Auf der Kinderebene begegnen sich die Geschwister in unterschiedlichen Rollen. Sie lernen voneinander und miteinander, indem sie im Spiel wie im Streit kooperieren, Interessenkonflikte lösen und selbstständig Probleme meistern.

Was Geschwister unterscheidet

Wenn Sie sich Familien mit mehreren Kindern anschauen, sind Sie sicherlich auch oft verwundert, wie unterschiedlich die Geschwister sind. Sie stammen doch von denselben Eltern ab und wachsen gemeinsam auf! Zwei älteste Töchter oder zwei jüngste Söhne aus unterschiedlichen Familien hingegen gleichen sich meist mehr als Geschwister. Die Position, die ein Kind in der Geschwisterreihe einnimmt, prägt. Der Zeitpunkt, wann es in die Familie eintritt, ist entscheidend für sein Erleben und seine Entwicklung in diesem Familiensystem. Jedes Kind hat aufgrund der Geburtenfolge unterschiedliche Startbedingungen und nimmt daher eine andere Rolle ein.

Das erste Kind in einer Familie trifft auf frisch gebackene Eltern. Es begegnet Menschen, deren Leben sich durch ein Baby komplett neu strukturiert. Jetzt tragen sie für ein kleines, völlig hilfloses Wesen die volle Verantwortung. Das erste Kind spürt die Unsicherheit der Eltern. Außerdem hat es ausschließlich erwachsene Vorbilder: Mutter, Vater, vielleicht auch noch die Großeltern. Dies erklärt, warum Erstgeborene oft zur Vorsicht und zur Perfektion neigen. Denn sie orientieren sich in ihrem Verhalten und ihren Leistungen von klein auf an Erwachsenen. Hierdurch unterscheiden sie sich wesentlich von jedem nachfolgenden Geschwister. Oder haben Sie schon einmal erlebt, dass das Jüngste mucksmäuschenstill beim Kaffeetrinken sitzen bleibt, weil es unbedingt die Gespräche der Erwachsenen hören möchte?

Zweit- und Spätergeborene können viel klarer zwischen Erwachsenen- und Kinderwelt unterscheiden. Sie kommen in eine bereits routinierte Familie hinein und orientieren sich an ihren älteren Geschwistern, deren Entwicklungsvorsprung offenbar eingeholt werden kann. Ihre weniger exponierte Stellung gleichen sie häufig durch Entfaltung besonderer Talente aus. Ob Künstler oder Libero – die Mittelgeborenen manövrieren sich geschickt durchs Leben.

Das jüngste Kind erhält in der Regel die meiste und längste Fürsorge – nicht nur von den Eltern. Auch größere Geschwister wetteifern oft darum, wer das süße kleine Baby auf dem Arm halten darf, selbst wenn dieses »Baby« bald zwei Jahre alt ist und bereits laufen kann.

Jede Position in der Geschwisterreihe hat ihre Vor- und Nachteile. Hier nur einige Aspekte: Erstgeborene lernen früh, Verantwortung zu übernehmen, ihr Leben zu organisieren, müssen aber eher auf intensive Fürsorge und oft auch auf Zärtlichkeit verzichten. Die Mittelgeborenen sind unschlagbare Diplomaten. Sie lernen, zwischen oben und unten zu vermitteln und sich dort anzuschließen, wo gerade das Leben tobt. Dabei fragen sie sich oft, was ihr eigentlicher Wunsch gewesen sein könnte. Sie sehnen sich danach, dass ihre Person wichtig genommen wird. Die Jüngsten hingegen bestechen oft durch ihren Charme. Sie haben schnell gemerkt, dass sie alle Erwachsenen mit ihrem fröhlichen Lachen in der Hand haben. Sie ärgert aber, dass ihre Entwicklungsschritte wenig berücksichtigt werden und kaum einer mitkriegt, dass auch sie heranwachsen.

Wenn Kinder in diesen unterschiedlichen Rollen von den Eltern wahrgenommen werden, hat jedes Kind gleich gute Entwicklungschancen. In Familienaufstellungen ist dies daran zu erkennen, dass sich alle Geschwister wohlfühlen, wenn sie in der durch die Geburt vorgegebenen Reihenfolge nebeneinander stehen. Schwierig wird es für die Kinder, wenn eines von ihnen bevorzugt wird, sei es aufgrund der Sympathie der Eltern oder aber auch durch Besonderheiten in der Entwicklung. Ist beispielsweise ein Kind in der Familie krank oder behindert, übernimmt oft ein jüngeres gesundes Geschwister die Rolle eines älteren, was zu Spannungen zwischen diesen führt. Oder wenn ein Vater die jüngere Tochter der älteren vorzieht, ihr mehr Rechte zugesteht, gibt es Krach in der Familie.

Wie Kinder ihren Eltern helfen wollen

Wer sind die wichtigsten Menschen im Leben eines Kindes? Die Frage mag zunächst komisch anmuten – »Natürlich die Eltern!«, werden Sie antworten. So logisch das klingt, so wenig machen wir uns bewusst, dass dadurch jedes Kind in einer Dreiecksbeziehung aufwächst, egal, ob weitere Geschwister zur Familie gehören oder ob beide Eltern real anwesend sind. Diese Triangelbeziehung prägt, wie das Kind sich selbst einschätzt, welchen Selbstwert es entwickelt, wie es Zweierbeziehungen gestalten wird und wie es sich in Gruppen verhält.

Dreiecksbeziehungen sind erfahrungsgemäß nicht einfach. Und auch in der Vater-Mutter-Kind-Beziehung besteht die Gefahr, dass Koalitionen entstehen oder Streitigkeiten über Eck gelöst werden. Zudem stellt sich die Frage, wie die Verantwortung zu verteilen ist. Hier zeigt sich nun, dass die Positionen nicht beliebig austauschbar sind. Wenn das Kind wie ein Erwachsener Verantwortung für Erziehungsfragen übernimmt oder in der Partnerschaft mitmischt, wird es überfordert und gerät in Loyalitätskonflikte. Das Kind schlüpft in eine ihm nicht angemessene Rolle bzw. wird von einem oder beiden Elternteilen auf eine ihm fremde Beziehungsebene gehoben.

Die unten aufgeführten verschobenen Rollen sind also nicht angeboren. Prinzipiell lassen sie sich wieder abstreifen – allerdings fällt es dem großen Kind zusehends schwerer, aus verschiedenen belastenden Rollen wieder hinauszuschlüpfen. Verschieben sich die Positionen, weist dies darauf hin, dass das ganze Familiensystem aus dem Lot geraten ist. Oft ist hier die Unterstützung durch einen Außenstehenden, z.B. einen Familientherapeuten, ratsam, der dabei hilft, die Verantwortung wieder umzuverteilen. Familienaufstellungen können dazu beitragen, solche oft unbewusst eingenommenen Rollen zu entschlüsseln und die Beziehung zwischen Eltern und Kindern zu klären.

➔ **Die Rolle des Supermanns, der Superfrau:**

Hier übernimmt ein Kind die Verantwortung für ein oder beide Elternteile. Es macht sich Sorgen um die Eltern, weil diese z.B. krank sind; oder es zieht alle Fäden, bestimmt die Regeln, die in der Familie gelten sollen, weil die Eltern keine Kraft oder keine Lust dazu haben. Oder das Kind kümmert sich um den guten Ruf der Familie, weil z.B. der Vater arbeitslos ist. Hier findet eine Umkehrung der Ordnung und der Machtverhältnisse statt. Das Kind erbringt eine Leistung, meist freiwillig, die in der Verantwortung der Eltern liegen müsste. Es wechselt auf die Elternebene.

Diese Position bringt den Gewinn, dass das Kind sich stark, verantwortungsvoll und erwachsen fühlt. Welches Kind ist nicht stolz, wenn es Aufgaben übernehmen darf, die eigentlich den Großen zustehen? Allerdings bezahlt es mit einem frühen Abschied von der Kindheit.

Ki		**Ki M**		**Ki V**	**Elternebene**
	oder		oder		
V M		**V**		**M**	**Kinderebene**

➔ **Die Rolle des königlichen Boten, der königlichen Botin:**

Wenn ein Kind sich wie ein Bote zwischen zwei Königreichen erlebt, liegen – oftmals verdeckt – Konflikte auf der Paarebene vor. Die Eltern vermeiden den unmittelbaren Kontakt und die Auseinandersetzung miteinander, das Kind übernimmt den indirekten Informations- und damit auch Konfliktaustausch. Hierbei gerät es in einen

Zwiespalt. Wie soll es reagieren, wenn Mama und Papa gegensätzliche Interessen verfolgen, es aber keinen von beiden verletzen und verlieren möchte? Das Kind mischt sowohl auf der Paarebene wie auch auf der Elternebene mit. In Fragen der Partnerschaft und der Erziehung wird das Kind jeweils von einem Elternteil in die Entscheidung mit einbezogen. Familientherapeuten nennen diesen Vorgang »Triangulierung«.

Vordergründig genießt das Kind die vielen Freiheiten, von einem der Eltern erhält es ja sicher die Erlaubnis! Die Seele des Kindes leidet aber zutiefst, da es jeweils einen Elternteil verletzen muss. Auch hier bleibt wenig Raum für die Bedürfnisse des Kindes, weil alle Energien in dem andauernden schwelenden Konflikt gebunden sind. Darüber hinaus lernt das Kind nicht, seine eigenen Wünsche und Bedürfnisse überhaupt wahrzunehmen.

V Ki M	**Paar- + Elternebene**

➧ **Die Rolle des Liebhabers, der Liebhaberin:**
Wenn es in der Partnerschaft keine Liebe mehr gibt, besteht für ein Kind die Gefahr, vom meist gegengeschlechtlichen Elternteil in eine Partnerrolle gedrängt zu werden. Dies kann auf unterschiedlichen Ebenen geschehen, sei es als Gesprächspartner, als Liebespartner auf emotionaler Ebene oder sogar als sexueller Partner.

Die offensichtlichste und traumatisierendste Grenzverletzung ist der sexuelle Missbrauch. Daneben gibt es aber auch Formen des seelischen Missbrauchs, bei denen ein Kind mit Erfahrungen und Gefühlen konfrontiert wird, die in die Partnerschaft gehören. In dieser Position kann ein Kind seine Eltern nicht mehr achten, es wird verwirrt und haltlos. Auch wenn das Kind diese Rolle freiwillig einnimmt, weil es seinen Vater oder seine Mutter liebt und sie auf keinen Fall verlieren möchte, möglicherweise aus dieser Rolle einen Gewinn zieht, ist es für eine solche Missbrauchssituation nicht verantwortlich. Auch wenn der Vater oder die Mutter während der Kindheit selbst Opfer von Missbrauch war, entbindet das ihn bzw. sie nicht von der Verantwortung.

M		**V**	**Elternebene**
	oder		
V To		**M So**	**Paar- + Kinderebene**

➾ **Die Rolle des schwarzen Schafes:**
In dieser Position wird das Kind für Dinge verantwortlich gemacht, auf die es keinen Einfluss hat. Lautstark oder auch unbewusst werfen die Eltern dem Kind vor, dass sie seinetwegen auf ihr Leben verzichten müssen, z.B.: »Deinetwegen mussten wir heiraten« oder: »Wegen dir muss ich meine Karriere aufgeben.« Das Kind entwickelt Schuldgefühle, sein Selbstwert schwindet. Oft wird es in seinem Verhalten auffällig, es schlägt, verweigert sich in der Schule, stiehlt oder zieht sich extrem zurück, sodass es mit seinem Verhalten das Sündenbockmuster bestätigt. Für das Kind ist es leichter zu ertragen, wegen aggressiven, faulen Verhaltens bestraft zu werden, als »einfach nur so«, was heißen soll: allein wegen seiner Anwesenheit.

	Ki		**Elternebene**
V		**M**	**Kinderebene**

➾ **Die Rolle des Feenkindes:**
Das Feenkind hält mit seinen Krankheiten, seinem dünnhäutigen Wesen die Eltern auf Trab und damit die Ehe zusammen. Es scheint, als ob dieses Kind beim Gehen nicht den Boden berührt. Indem es den Eltern große Sorgen macht, gelingt es ihm, die Eltern von ihren (Paar-)Problemen abzulenken. Als Gewinn zieht das Kind aus dieser Position ein hohes Maß an Aufmerksamkeit. Es wird mit Liebe regel-

recht überschüttet. Ihm fehlen aber klare Grenzen, Raum für seine eigenen Entwicklungsthemen und damit der nötige Halt. Nicht selten neigen diese Kinder zu Aufmerksamkeitsstörungen.

V>-<M	**Eltern- + Paarebene**
Ki	**Kinderebene**

➧ **Die Rolle des Nobody:**

Aus Angst, die familiären Probleme noch mehr anzuheizen, zieht sich »Nobody« zurück. Dieses Kind versucht, möglichst nicht aufzufallen, es macht sich quasi unsichtbar. Es behält Ängste und Nöte für sich. Im Kindergarten, in der Schule schwimmt es möglichst in der Mitte mit. In einer problembelasteten Familie mit mehreren Kindern nimmt oft das dritte Kind diese Rolle ein, nachdem das erste Kind bereits die Supermannrolle und das zweite häufig die Rolle des schwarzen Schafes übernommen hat. Der Vorteil für das Kind besteht darin, dass es in Konflikten außen vor bleibt und nicht in den Chaosstrudel hineingerät. Allerdings lernt auch es nicht, sich konstruktiv mit Konflikten auseinanderzusetzen und seinen Gefühlen Aufmerksamkeit zu schenken.

V	**M**		**Eltern- + Paarebene**
		Ki	**Kinderebene**

Schlüpft ein Kind hie und da kurz in solche Rollen wie in ein Faschingskostüm, übernimmt es beispielsweise für eine überschaubare Zeit elterliche Funktion und passt auf seine Geschwister auf, ist es ihm leicht möglich, diese wieder abzustreifen. Wächst das Kind aber über viele Jahre in diese Rolle hinein, füllt es sie immer stärker aus und verbindet sie zusehends mit der eigenen Person. Dann braucht das erwachsen gewordene Kind, wenn es von dem zum Korsett gewordenen Kostüm eingeengt wird, Unterstützung.

In der Familienaufstellung sieht der Aufstellende dann diese zweite Haut, diese ihm so sehr vertraut gewordene Rolle, von außen. Er erfährt durch die Rollenspieler, welche möglicherweise unerträglichen Gefühle mit seiner Position verbunden sind: Gefühle, die er oder sie selbst schon so verinnerlicht hat und für »ganz normal« hält, dass er sie nicht mehr wahrgenommen hat.

3.3 »Ordnungen der Liebe« – der systemisch-phänomenologische Ansatz Bert Hellingers

Auf der Grundlage der bisher vorgestellten familientherapeutischen Annahmen, verbunden mit Erkenntnissen aus anderen therapeutischen Ansätzen, entwickelte Bert Hellinger die systemisch-phänomenologische Therapie. Er nahm den Weg über die Gruppendynamik, Gestalttherapie, Psychoanalyse, Primärtherapie und Transaktionsanalyse, bis er zuletzt auf die Familientherapie stieß.

Über die Arbeit mit Familienaufstellungen erklärte er, wie psychische Störungen und psychosomatische Krankheiten vielfach mit systemischen Verstrickungen zusammenhängen und wodurch diese gelöst werden können.

Er beschrieb als Erster die Aufstellung als ein »wissendes Feld«, in dem sich über die Stellvertreter eine sonst verborgene Wirklichkeit auftut, in der die Verbindung zu lebenden und toten Familienmitgliedern, zu geachteten wie zu ausgegrenzten Personen spürbar wird. Der Biologe Rupert Sheldrake erklärt dieses Phänomen mit seiner Theorie der »morphogenetischen Felder«. Hellinger führte Therapeuten und Therapeutinnen an eine intuitive Arbeitsweise heran, sich ausschließlich von dem leiten zu lassen, was in der Aufstellung wahrzunehmen ist. Therapeuten sollen sich den sich zeigenden Phänomenen der Aufstellung, der sich zeigenden Familiendynamik anvertrauen. Damit zollt er der Eigendynamik von Systemen hohen Respekt. Phänomenologisch arbeiten heißt für ihn:

sich den »Bewegungen der Seele« zu öffnen, ohne Furcht, ohne Wissen, ohne Absicht.

Hellinger geht von einer Art »Gruppengedächtnis« aus, in dem die früheren Familienereignisse gespeichert sind und die sich während einer Aufstellung zeigen. Dieses »Sippengewissen«, wie er es auch nennt, reguliert die Beziehungen und achtet darauf, wie jeder mit seinem Tun seine Zugehörigkeit zum System sich sichert und womit er riskiert, die Zugehörigkeit zu verlieren (zum Beispiel durch Mord). Dieses Familiengewissen versteht er als eine Art systemisches Gleichgewichtsorgan, mit dem jedes Familienmitglied wahrnehmen kann, ob er oder sie sich noch in Einklang mit dem System befindet.

Aus diesem Systemverständnis heraus entwickelte Bert Hellinger ein geschlossenes Erklärungsmodell, das darlegt, welche Dynamiken in Familiensystemen wirken, und was geschehen muss, damit in eine Familie wieder Friede einkehrt. Bert Hellinger versteht die Familie als Schicksalsgemeinschaft, in der drei Bedingungen vorgegeben sind: Bindung, Ausgleich und Ordnung. Die *Bindung* ergibt sich aus der Zugehörigkeit zum Familiensystem. Die *Ursprungsordnung* wird durch Einhaltung der Rangfolge gewahrt. Der *Ausgleich von Geben und Nehmen* bringt die Dynamik in das Familiensystem und wird letztlich durch das »Sippengewissen« reguliert.

Die Bindung

Wird ein Kind in eine Familie hineingeboren, so weiß es sich mit allen Menschen dieser Familie verbunden. Die engste natürliche Bindung hat das Kind zu seinen Eltern. Egal, wie diese sich verhalten, das Kind wird sie tief in seiner Seele immer lieben, auch wenn später möglicherweise andere Empfindungen wie Wut und Trauer diese Liebe überlagern. Die primäre Liebe geht so weit, dass das Kind sogar auf sein Glück, womöglich auf sein Leben verzichtet und es für diese Bindung opfert.

Bert Hellinger unterscheidet zwei Formen der Bindungsstörung: die *unterbrochene Hinbewegung* und die *Verstrickung.* Erhält die ursprüngliche Liebe, die jedes Kind zu seinen Eltern empfindet und mit der es sich auf sie zu bewegt, keine liebende Antwort, bedeutet dies einen Bruch in seiner emotionalen Entwicklung.

Wenn ein Kind beispielsweise früh seine Eltern verliert, vielleicht bereits zum Zeitpunkt seiner Geburt, oder sie emotional nicht erreichen kann, d.h. sie als seelisch abwesend erlebt, schlägt die primäre Liebe in unerträglichen Schmerz um. Dieser äußert sich aber nicht etwa auf laute Weise durch Schreien und Weinen, sondern in der Art, dass sich das Kind verschließt und sich innerlich zurückzieht. Möglicherweise beginnt es mit den Jahren, seine Eltern zu hassen oder sie zu ignorieren. In beiden Fällen vermeidet es jeglichen inneren Kontakt mit der tief sitzenden seelischen Verletzung, die es erlitten hat.

Der frühe Verlust eines Elternteils ist die tiefste Verwundung, die einem Kind überhaupt zustoßen kann. Diese Tatsache wurde in unserer Gesellschaft lange Zeit übersehen, weil kleine Kinder sich scheinbar so leicht dem Leben wieder zuwenden und weiterspielen. Häufig reicht erst im Erwachsenenalter, wenn die Frage nach der eigenen Elternschaft aktuell wird, die zuvor gefundene Lösung, nämlich zu verdrängen, nicht mehr aus. Wenn der erwachsene Mensch spürt, dass er in der Partnerschaft oder im Umgang mit den eigenen Kindern seine Gefühle nicht auf die Weise äußern kann, wie er oder sie es gerne möchte, wird offensichtlich, dass diese tiefe Bindung noch immer besteht und nach einer Lösung verlangt.

Wenn in Familienaufstellungen eine solche unterbrochene Hinbewegung erneut ihr Ziel findet, wenn beispielsweise ein Sohn seinem Vater wieder begegnet und sich von ihm in den Arm nehmen lässt, dann ist dies ein sehr bewegender Augenblick, eine zutiefst spirituelle Erfahrung. Durch den Schmerz hindurch findet der Erwachsene die Liebe zu dem vermissten Elternteil wieder.

Verstrickung ist die zweite Form, durch die das Familiensystem gestört werden kann. Sie entsteht, wenn Bindungen ignoriert wurden, wenn Personen, die eigentlich einen Platz im Familiensystem haben müssten, vergessen oder verachtet werden. Hellinger unterscheidet drei Formen der Verstrickung: die Identifizierung, die Nachfolge und die Übernahme. Sie werden weiter unten genauer erklärt. Bei Verstrickungen sind darüber hinaus zugleich die Ursprungsordnung und der Ausgleich von Geben und Nehmen gestört.

Die Ursprungsordnung

Bezüglich der Generationengrenzen spricht Hellinger von der Ursprungsordnung. Sie gibt eine Rangfolge vor, die im Familiensystem eingehalten werden muss. Wird die Ursprungsordnung geachtet, geht es allen im Familiensystem gut, ist sie gestört, werden ein oder mehrere Familienmitglieder unterschiedlich schwer darunter leiden.

Die Rangfolge ergibt sich durch die zeitliche Abfolge, in der die Mitglieder in die Familie eintreten. »Wer früher da war, hat Vorrang vor dem, der später gekommen ist.« Deshalb haben die Eltern Vorrang vor den Kindern. Wer in dieser Position ist, trägt mehr Verantwortung, hat mehr zu geben; das Kind darf und muss mehr nehmen. Wenn beispielsweise ein Kind für die Eltern die Verantwortung übernimmt, z.B. deren Ehe retten möchte, ist die Ursprungsordnung verdreht. Das Kind gibt in einer solchen Situation unangemessen viel.

Unter Geschwistern besteht ebenfalls eine Rangfolge. Das erste Kind hat Vorrang vor dem zweiten usw., denn das ältere hat mehr Erfahrung als das jüngere und erhält deshalb – etwas – mehr Rechte und Pflichten.

Zum anderen ist auch auf der Paarebene der Zeitpunkt des Eintritts in die Familie bedeutsam. Ein früherer (Ehe-)Partner hat Vorrang vor einem späteren – ganz besonders wenn aus der vormaligen Beziehung Kinder hervorgegangen sind. Wenn ein zweiter Partner den ersten achtet, steht die neue Beziehung auf einer gesunden Basis. Wird jener aber verachtet oder verleugnet, erschwert dies die neue Partnerschaft und gefährdet ihren Bestand. Das lässt sich leicht nachvollziehen: Wenn eine frühere Beziehung missachtet wird, dann verleugnet diejenige Person, die in dieser früheren Beziehung gelebt hat, einen Teil ihres Lebens, wichtige Lebenserfahrungen, die sie mit diesem ehemals geliebten Menschen geteilt hat. Und der/die neue Partner/in ignoriert einen Teil vom Leben des/der jetzigen Geliebten. Die neue Partnerschaft gewinnt, wenn beide Partner ihre früheren Liebeserfahrungen und die damit verbundenen Menschen in ihr künftiges Leben integrieren.

In der Verbindung zwischen Mann und Frau gibt es keine derartige Rangfolge, da sie beide zeitgleich in die Beziehung eintreten. Es kann aber eine Rangordnung in Bezug auf ihre Funktion geben. Bert Hellinger nennt hier die Sorge um die Sicherheit der Familie als ein wichtiges Kriterium.

Es wird an dieser Stelle ausdrücklich darauf hingewiesen, dass die Rangfolge nichts über den Wert oder die Würde einer Person aussagt. Es geht um Rechte, Pflichten und gegenseitige Achtung.

Während bei den einzelnen Personen im Familiensystem die Rangfolge durch den Eintrittspunkt bestimmt wird, hat auf der Systemebene das neue System, also die junge Familie, Vorrang vor dem alten, d.h. vor der Herkunftsfamilie. Gründet beispielsweise ein junger Mann eine Familie, fühlt sich aber weiterhin primär seinen Eltern verpflichtet, dann gefährdet er damit seine Ehe, seine junge Familie.

Das Lösungsbild in der »klassischen Familienaufstellung nach Hellinger« zeigt die »Ordnungen der Liebe« auf. Dabei stehen die Eltern nebeneinander und ihnen gegenüber die Kinder in der Geburtenfolge. Hellinger sagt, dass sich diese Idealordnung entsprechend der Rangfolge immer im Kreis, und zwar im Uhrzeigersinn, ergibt. Als kurze Vorschau: Konstruktivistisch und wachstumsorientiert arbeitende Familientherapeuten verzichten auf das Stellen der Ordnung – warum, werde ich weiter unten erklären.

Der Ausgleich von Geben und Nehmen

Das Familiensystem besteht und lebt durch wechselseitiges Geben und Nehmen. Dieser Austausch von Zeit, Energie, materiellen Gütern, letztlich von Liebe, unterscheidet sich grundlegend in der Beziehung der (Ehe-)Partner und in der Beziehung zwischen den Generationen.

Da Mann und Frau gleichrangig sind, muss in einer Partnerschaft ein ausgeglichenes Verhältnis von Geben und Nehmen bestehen, damit sie gelingen kann. Je mehr Liebe ausgetauscht wird, desto glücklicher ist die Beziehung. Wenn der eine Partner dauernd mehr Liebe, Zeit, Arbeit etc. investiert als der andere, fühlt Ersterer sich ausgenutzt und zugleich moralisch überlegen; der Partner, der mehr nimmt, als er gibt, fühlt sich früher oder später schuldig und wird aus diesem Schuld- und Unterlegenheitsgefühl heraus böse. Bleibt diese Schieflage bestehen, scheitert die Beziehung.

Auch zwischen Eltern und Kindern findet ein Austausch statt. Wenn die Eltern für ihre Kinder sorgen, dann geben sie ihnen Liebe; wenn sie die Entwicklung ihrer Sprösslinge miterleben, dann empfinden sie Freude. Ebenso wollen die Kinder aktiv etwas geben, beispielsweise, wenn sie im Haushalt mithelfen oder sich in der Schule anstrengen. Zwischen Eltern und Kindern kann es aber naturgemäß keinen Ausgleich geben, da das Geschenk des Lebens nicht durch liebevolle Taten ausgleichbar ist. Kinder möchten aber ihren Eltern etwas zurückgeben. Daher bieten sie sich möglicherweise für Aufgaben an, die ihre (seelischen) Kräfte übersteigen, und übernehmen Rollen, die sie nicht erfüllen können (s. S. 112ff.). Solche Fälle bezeichnet Bert Hellinger als »Anmaßung«, womit er den scheinbaren Gewinn, den das Kind aus diesem Zuviel an Geben zieht, betont.

Eine natürliche, dem Kind angemessene Form des Ausgleichs besteht darin, das Leben eigenen Kindern weiterzugeben, die Dynamik zielt also in die Zukunft. Wenn das erwachsene Kind sich für das Wohl anderer Menschen einsetzt, in einem sozialen Sinn Leben weitergibt, schafft dies ebenfalls einen Ausgleich. Ein direkter Weg, die Gabe der Eltern zu würdigen, ist der Dank des Kindes für sein Leben und für alles, was diese ihm gegeben haben.

In der Arbeit mit Familienaufstellungen erkannte Bert Hellinger, dass die Dynamik des Ausgleichs weit über die Kernfamilie hinauswirkt. Durch die Aufstellungsarbeit wurde das Konzept des Familientherapeuten Boszormenyi-Nagy bestätigt. Er schrieb bereits in seinem 1973 veröffentlichten Buch »Unsichtbare Bindungen«, dass es in Familiensystemen eine Art unsichtbares Schuld- und Verdienstkonto gibt, über das Ungerechtigkeiten ausgeglichen werden. Diese für Ausgleich sorgende Kraft nennt Hellinger das »Sippengewissen«.

Dieses Sippengewissen unterscheidet sich wesentlich vom Gewissen des Einzelnen. Das individuelle Gewissen erspürt, was recht und was unrecht ist. Haben Sie beispielsweise Ihren Partner verletzt, nehmen Sie dies entweder selbst wahr, oder der andere wird sich rühren und Ihnen »ins Gewissen« reden. Dies trägt dazu bei, dass Beziehungen aktiv geklärt werden können. Das Sippengewissen dagegen wirkt auf einer tieferen, verborgenen Ebene. Es sorgt dafür, dass alle Personen, die zu einem Familiensystem gehören, einen angemessenen Platz erhalten.

Werden Personen in einem Familiensystem nicht geachtet oder ausgeschlossen, wird sich irgendeine Person in der folgenden Generation darum kümmern, dass das Schicksal dieses ausgegrenzten Familienmitglieds ausreichend gewürdigt wird. Die Systemdynamik lautet: Wer ins System hineingehört, aber hinausgeschickt wird, kommt über einen Innenstehenden wieder zurück, wird durch diesen repräsentiert.

Ebenso beschreibt Hellinger die umgekehrte Dynamik: Wer die Zugehörigkeit zum Familiensystem verspielt hat, es aber nicht verlässt, wird durch einen anderen vertreten. Hat beispielsweise ein Familienmitglied schwere Schuld, etwa durch Mord, auf sich geladen, so erlischt sein Anspruch auf diese Zugehörigkeit. Wird das in der Familie nicht realisiert, wird ein anderes Familienmitglied, ein Kind oder Enkel, das ihm gemäße Schicksal zu übernehmen suchen. Dieses Phänomen ist beispielsweise in Familien zu erkennen, in denen der (Groß-)Vater zur Zeit der Nationalsozialisten Mitglied der SS war und den Tod Unschuldiger zu verantworten hatte. Wird dies verschwiegen und ausgeblendet, ist zu beobachten, dass meist Kinder der übernächsten Generation die nicht gesühnte Schuld des (Nazi-)

Täters übernehmen. Auffallend häufig äußert sich dies in Form von schweren psychischen oder psychosomatischen Erkrankungen.

Verstrickungen: Identifizierung, Nachfolge, Übernahme

Die in Familiensystemen zu beobachtenden Versuche, ausgegrenzten Personen Achtung zu verschaffen oder aber das Unrecht eines Vorfahren zu sühnen, nennt Hellinger Verstrickung. Dabei unterscheidet er drei Formen: Identifizierung, Nachfolge und Übernahme. In solchen Fällen übernimmt ein später geborenes Familienmitglied das Schicksal eines Vorfahren.

➔ Identifizierung

Unter Identifizierung versteht Hellinger, dass eine Person unbewusst mit einem ausgegrenzten oder missachteten Familienmitglied in Verbindung steht und dieses unbewusst nachahmt. Das kann so aussehen, dass diese Person Gefühle erlebt, die sie ihrem eigenen Leben nicht zuordnen kann, sogenannte »übernommene« Gefühle. Ein Sohn empfindet beispielsweise unbändige Wut gegenüber seinem Vater, bekämpft diesen aufs Schärfste. In der Aufstellung zeigt sich, dass er den ersten Mann der Mutter vertritt. Der Sohn bringt – unbewusst – mit seiner mächtigen Wut den ersten Mann, der bisher in dieser Familie ignoriert wird, wieder ins Spiel, indem er dessen Gefühle lebt. Die Identifizierung kann sich darüber hinaus auch in psychischen Störungen oder psychosomatischen Erkrankungen zeigen. Beispiel: Eine junge Frau leidet an Asthma, und in der Familienaufstellung stellt sich heraus, dass die Schwester ihrer Mutter früh an einer Lungenerkrankung gestorben ist.

In den letzten Jahren beschäftigte sich Bert Hellinger intensiv mit schwer kranken Menschen, mit Krebskranken, mit Menschen, die unter Psychosen leiden. Er erkannte, dass es in der Vergangenheit all dieser Familien schwere Schicksale gegeben hatte, und stellte häufig Identifizierungen mit vergessenen Personen, oft früh verstorbenen Geschwistern eines Elternteils, fest.

Eine solche Identifizierung kann sich in der Familienaufstellung auflösen, wenn das missachtete, vergessene Familienmitglied im Familiensystem wieder einen angemessenen Platz neben seinen Geschwistern erhält. Dies geschieht, wenn sich die betreffende Person vor dem Schicksal des Onkels oder der Tante, mit dem bzw. der die Identifizierung besteht, verneigt und mit ihm oder ihr spricht. Entscheidend hierbei ist ein tiefer Kontakt mit dieser bisher oft unbekannten Person. Der bereits erwähnte Grundsatz »Ablösung setzt Bindung voraus« kommt hier wieder zum Tragen. Eine Identifizierung ist nicht durch Weglaufen und Augenschließen zu lösen, sondern nur, indem eine intensive Beziehung aufgenommen wird, die eine Unterscheidung zulässt. Damit wird die zuvor fremde Person als Gegenüber realisiert und klar vom eigenen Ich abgegrenzt. Erst dann sind eine Trennung und infolgedessen eine Auflösung der Identifizierung möglich.

Folgende Aufstellung zeigt eine Identifizierung. Anhand dieser werden Hypothesen vorgestellt, die erklären, wie eine Identifizierung entstehen könnte.

▶▶ *Beispiel: Christina leidet unter immer wiederkehrenden Ängsten bis hin zu Panikattacken. Sie ist übernervös und hat Neurodermitis. Christina wuchs bei ihren Eltern mit einem jüngeren Bruder auf. Zu ihrem Vater und ihrem Bruder hat sie ein entspanntes Verhältnis. Ihre Mutter beschreibt sie als überfürsorglich und trotzdem irgendwie nicht erreichbar. Aus ihrem Genogramm geht hervor, dass eine jüngere Schwester der Mutter im Alter von fünf Jahren gestorben war. Sie wurde im Jahr 1945 auf der Flucht nach Westdeutschland tödlich verletzt.*

In der Familienaufstellung ist zu sehen, dass Christinas Mutter wie gebannt in die Ferne schaut. Christinas Double steht neben der Mutter und friert. Der Vater ist mit Abstand neben der Mutter platziert und fühlt sich recht verloren, den besten Kontakt hat er zu seinem Sohn, der ihm gegenübersteht. Die Therapeutin sucht nach einer fehlenden Person und stellt die früh verstorbene Schwester der Mutter auf. Zuerst steht diese der Mut-

ter gegenüber, später neben ihr, also auf dem Platz, wo ursprünglich Christina ihr Double hingestellt hatte. Christinas Stellvertreterin, die inzwischen der Mutter gegenübersteht, wird es in diesem Moment ganz warm, und Ruhe kehrt in die Aufstellung ein.

Nun löst Christina ihr Double ab und übernimmt ihre eigene Position. Als sie ihrer Tante in die Augen schaut, ist ihre Angst verschwunden. Auf Anregung der Therapeutin verneigt sie sich vor ihrer Tante und sagt zu ihr: »Liebe Tante, ich achte dein Schicksal.« Christinas vergessene Tante erhält also einen guten Platz, ihre Bedeutung in der Familie wird wieder gesehen. Jetzt fällt es Christina leichter, sich auch ihrer Mutter zuzuwenden. Sie schaut in deren Augen und spricht sie an: »Liebe Mama, ich bin deine Tochter.«

Wie ist so eine Verbindung möglich? Was 1945 in dieser Familie geschah, war für alle eine Katastrophe. Doch hatten die Eltern der Mutter, die mit Mühe ihr eigenes Leben und das ihrer anderen Kinder retteten, damals keine Kraft und sicherlich auch Scheu davor, mit ihren Kindern über diesen schrecklichen Verlust zu reden. Jeder blieb allein mit seiner Trauer. Als kleines Mädchen hat Christinas Mutter den Schmerz, die Angst, die Verzweiflung gespürt, sie aber ebenfalls verdrängt. Erwachsen geworden, war auch sie froh, nun in Frieden zu leben und sich eine sichere Existenz aufzubauen. Die Verletzung, die tief sitzenden Gefühle waren scheinbar vergessen.

Möglicherweise wurden bei der Mutter die Erinnerung an die kleine Schwester und alle mit dem Verlust verbundenen Gefühle während der Schwangerschaft mit Christina wieder wach. Woran sich die junge Mutter unbewusst erinnerte, wurde dann von der Tochter intensiv gespürt. Denn je jünger ein Mensch ist, desto offener und aufnahmefähiger ist seine Seele. Dies wäre eine mögliche Erklärung, wie das nicht verarbeitete Trauma, durch das die Schwester vergessen wurde, nun in der nächsten Generation weiterwirkt. Ebenso wäre denkbar, dass die Mutter unbewusst Gefühle für ihre neugeborene Tochter entwickelte, die ursprünglich ihrer kleinen Schwester galten, und darüber ein Kontakt zu der Tante entstand. Entsprechend wäre auf diesem Weg auch eine Identifizierung mit Personen der väterlichen Linie erklärbar. Familienaufstellungen zeigen, dass es solche unbewussten Verbindungen gibt, doch bis heute konnte nicht endgültig ergründet werden, wie sie zustande kommen.

➔ Nachfolge

Stirbt ein Familienmitglied früh, ist zu beobachten, dass meist ein Geschwister oder ein Kind diesem in den Tod nachfolgen will. Beispiel: Ein junger Soldat fällt im Krieg, wenige Jahre später nimmt sich der jüngere Bruder das Leben. Aus der Suizidforschung ist bekannt, dass ein erhöhtes Risiko bei weiteren Angehörigen besteht, wenn bereits jemand in der Familie einen Suizid begangen hat. Diese Dynamik ist in Familienaufstellungen ganz deutlich sichtbar. Nachfolgende Personen sagen spontan, dass sie die Nähe zu der bereits verstorbenen Person suchen. Steht beispielsweise der zuerst Verstorbene am Rand des Familiensystems oder ist sein Platz anfangs unbesetzt, weil er vom Aufstellenden nicht erwähnt wurde, schaut der Nachfolgende dorthin. Eine derartige Nachfolge lässt sich lösen, indem der später Geborene sich vor dem Schicksal des Frühverstorbenen verneigt und dieser einen Platz in Ehren erhält – das bedeutet, dass der Frühverstorbene einen guten Platz in der Aufstellung und damit im Herzen des Aufstellenden bekommt.

▶▶ *Beispiel: Antonia (35) fühlt sich leer und spürt wenig Lebensfreude. Sie lebt allein. Als Antonia 18 Jahre alt war, nahm sich ihre Mutter das Leben. Ein Jahr später verunglückte ihr älterer Bruder bei einem Verkehrsunfall tödlich.*

In der Familienaufstellung stellt Antonia den Bruder nahe zur Mutter, ihr Double positioniert sie neben ihrem Bruder. Den Vater platziert sie neben der Mutter. Alle stehen sehr eng beieinander. Der Stellvertreter des Bruders sagt, er suche noch mehr Nähe zur Mutter. Antonias Double spürt den Impuls, den Bruder halten zu wollen, was sie enorm anstrengt.

Als sie merkt, dass das nicht geht, will sie ihm nachfolgen. Die Dynamik in der Aufstellung spiegelte Antonias Leben wider. Als ihr Bruder gestorben war, wehrte sie sich längere Zeit dagegen, dies zu realisieren. Später litt sie an Depressionen, und auch heute treten in größeren Abständen Phasen auf, in denen sie sich das Leben nehmen will.

Um diese Nachfolge zu lösen, bringt der Therapeut Antonia mit ihrem Bruder in Kontakt und bietet ihr den zentralen Satz an: »Lieber Bruder, du bist tot, ich lebe noch eine Weile, dann sterbe ich auch.« Antonia spürt nochmals den Schmerz, dann wird ihr Herz weit, und sie empfindet Wärme und Liebe für ihren Bruder. Danach geht sie zu ihrer Mutter. Dies fällt ihr wesentlich schwerer. So viel Wut und Verletzung kommt in ihr hoch, die sie hier erstmals ausdrückt, was sie sich bislang verboten hatte. »Warum hast du mich verlassen, Mama?« Nachdem sie ihren Schmerz ausgesprochen hat und ihrer Mutter fest in die Augen sieht, kann sie sagen: »Liebe Mama, ich verneige mich vor deiner Entscheidung und vor deinem Schicksal. Du bleibst immer meine Mutter und ich bleibe immer deine Tochter.«

➔ Übernahme

Hier übernimmt ein (oft schon erwachsenes) Kind das Schicksal eines Elternteiles, der in einer Nachfolge steht. Hellinger beschreibt die systemische Dynamik so: »Lieber ich als du.« Wenn die Mutter bzw. der Vater akut oder verdeckt suizidgefährdet ist, dann wird ein Kind aus Liebe krank. Lieber »opfert« es sein Leben, als mit anzusehen, wie Vater oder Mutter stirbt. Das Kind wird selbst todkrank oder spielt mit dem Gedanken, sich das Leben zu nehmen. Auch wenn das Kind nie etwas über Todeswünsche der Mutter oder des Vaters gehört hat, spürt es die latente Suizidgefahr und bringt sich durch Krankheit oder Unfall in Gefahr. Die Dynamik »Lieber ich als du« zeigt sich ebenfalls, wenn ein Kind die Strafe für einen Elternteil übernimmt, der durch Mord seine Zugehörigkeit zum Familiensystem verspielt hat.

Die Übernahme kann sich auflösen, sobald der Aufstellende klar zwischen seinem Leben und dem Leben der Person, die das System verlassen möchte oder sollte, unterscheidet und sagt: »Liebe ..., auch wenn du gehst, ich bleibe.« Wird die Aufopferung (seitens des Kindes) bewusst gemacht, verliert sich die geheimnisvolle Wirkung derartiger Übernahmen.

Familienaufstellungen üben vor allem wegen der Aufdeckung solcher tiefer gehenden Verstrickungen eine geradezu magische Anziehungskraft auf Menschen aus. An dieser Stelle sei allerdings betont, dass nicht jede Familienaufstellung zu Aufsehen erregenden Neuentdeckungen führt – und das ist gut so, denn gerade diese Verstrickungen bedeuten ja schwere Belastungen im bisherigen Leben. Vielleicht haben Sie sich nach einer Familienaufstellung gewundert, waren sogar enttäuscht, dass gerade bei Ihnen »nichts los war«. Freuen Sie sich, dass Sie unzählige Kräfte aus heilen Wurzeln einsaugen durften!

Ordnungen der Liebe konkret

Sie haben nun die wesentlichen Dynamiken kennengelernt, die in Familienaufstellungen Bert Hellingers deutlich werden. Er konkretisiert die »Ordnungen der Liebe« in seinen Büchern hinsichtlich vieler Lebensthemen, die die Beziehungen zwischen Eltern und Kindern sowie zwischen Mann und Frau betreffen. Wichtig finde ich, bei diesen Ausführungen zwischen grundlegenden Ordnungen und individuellen Erfahrungen klar zu unterscheiden.

Beispiel: Bert Hellinger hat in Aufstellungen die Erfahrung gemacht, dass sich die Kinder, wenn die Eltern sich scheiden lassen, häufiger beim Vater wohlfühlen als bei der Mutter. Er schreibt:

»*Die Kinder müssen nach der Scheidung zu dem Elternteil, der in den Kindern den anderen Partner am meisten achtet.* Das ist in der Regel der Mann. Der Mann achtet eher in den Kindern die Frau als umgekehrt die Frau in den Kindern den Mann.«

(Hellinger, Bert: Ordnungen der Liebe. Heidelberg 1994, S. 48)

Der kursive Text beschreibt die Ordnung, der darauf folgende Satz Bert Hellingers persönliche Erfahrung. Diese deckt sich übrigens nicht mit der anderer Familientherapeuten, auch nicht mit meiner. Die grundlegende Ordnung lässt sich leicht nachvollziehen: Kinder möchten beide Eltern lieben dürfen. Ihre Seele weiß sich beiden in gleicher Weise verbunden. Wertet ein Elternteil den anderen ab, erlebt sich das Kind ebenfalls als abgewertet, denn es trägt auch diesen anderen Elternteil in sich. Es ist zur Hälfte aus Vater, zur Hälfte aus Mutter entstanden.

Bezüglich der angefügten Erfahrung aber gilt es, auch die konkrete Alltagswirklichkeit mit einzubeziehen. Bei uns wachsen im Falle einer Trennung der Eltern die meisten Kinder bei der geschiedenen Mutter auf. 50 Prozent der geschiedenen Väter brechen innerhalb des ersten Jahres nach der Scheidung den Kontakt zu ihren Kindern ab. Diese Zahl erhöht sich nochmals signifikant, wenn der Vater eine neue Partnerschaft eingeht. Spätestens dann trägt die Mutter alleine die Verantwortung für die Erziehung.

Die Achtung des anderen Elternteils ist aus der Ferne leichter zu realisieren, wenn sich das Bild vom Ex-Partner erholen kann, als unter dem Druck, von früh bis spät allein für die Kinder sorgen zu müssen. Ich bin gespannt, was sich in Zukunft bei Aufstellungen erwachsener Kinder zeigen wird, die bei ihren geschiedenen Vätern aufgewachsen sind …

Wird aus der oben aufgeführten Erfahrung die Schlussfolgerung gezogen, dass Männer zu mehr Achtung fähig seien als Frauen (so hörte ich es von einem Seminarleiter), dann wird die Arbeit frauenfeindlich und zur Begründung patriarchalischer Denkschablonen missbraucht. Erfahrungswissen darf nicht zu apodiktischer Wahrheit gerinnen! Jede Aufstellung ist einmalig und repräsentiert eine ganz besondere Familie, für die eine passende Lösung gesucht werden soll. Dies kann nur dann gelingen, wenn der Therapeut sich ohne Absicht, ohne feste Voraussetzungen, ohne vorgefertigtes Bild im Kopf von den Impulsen leiten lässt, die in der Aufstellung wahrnehmbar werden.

Im Kontext dieses Buches kann die Arbeit Bert Hellingers nur in den wesentlichen Grundzügen dargestellt werden. Falls Sie seinen Ansatz näher kennenlernen wollen, bieten sich als Einstieg die Bücher »Anerkennen, was ist« oder »Zweierlei Glück« an, wobei das zweite stärker praxisorientiert ist.

In den vergangenen zehn Jahren haben Therapeuten, die von Hellinger lernten, eigene Ausbildungsinstitute gegründet und sich zur Deutschen Gesellschaft für Systemaufstellungen (DGfS) zusammengeschlossen. Sie lehren die Familienaufstellung im phänomenologischen Verständnis, dabei entwickeln sich in den einzelnen Schulen auch wieder eigene Aufstellungsvarianten. In den letzten Jahren beschäftigen sich vermehrt Forschungsprojekte mit der Methode und der Wirksamkeit der Systemaufstellung. So stellte Franz Ruppert das Konzept der »mehrgenerationalen, systemischen Psychotraumatologie« (MSP) vor. Sein spezielles Anliegen ist die Erforschung der Ursachen seelischer Erkrankungen und ihre therapeutische Beeinflussung mittels Aufstellungen. Peter Schlötter legte eine empirische Studie zur Semantik in Systemaufstellungen vor.

Die beiden großen Familientherapieverbände »Deutsche Gesellschaft für Systemische Therapie, Beratung und Familientherapie« (DGSF) und »Systemische Gesellschaft« (SG), die dem konstruktivistischen Ansatz der Systemtheorie zuzurechnen sind, distanzierten sich von der Arbeit Hellingers, vor allem von seinen Großauftritten und von dogmatischen Lösungsvorgaben. Sie warnten vor Aufstellungsangeboten, die von Seminarleitern ohne Therapieausbildung angeboten werden. In der bereits erwähnten »Stellungnahme der DGSF zum Thema Familienaufstellungen« entwickelte die DGSF 2003 Leitlinien für eine ethische verantwortbare Arbeit mit Familienaufstellungen.

Familienaufstellungen sollen weiterhin die systemische Therapie und Beratung bereichern. Weiterentwicklungen finden sich beispielsweise in den »Lösungsorientierten systemischen Strukturaufstellungen«, die Insa Sparrer und Varga von Kibed in einem eher konstruktivistisch ausgerichteten Verständnis mit einer Vielfalt von Varianten vorstellen.

3.4 Familienaufstellung in der Praxis

Wie bei den Familienskulpturen benötigen Sie für eine Familienaufstellung eine Gruppe von Menschen, die bereit sind, als Stellvertreter in die Rollen der Familienmitglieder zu schlüpfen. Familienaufstellungen finden daher in Form eigens angebotener Seminare statt. Im Rahmen einer Therapie werden Familienaufstellungen auch mit Holzfiguren, Plüschtieren, unterschiedlichen Symbolen oder auch Bodenplatten aus Tonpapier realisiert, wenngleich die Gruppenarbeit wesentlich wirkungsvoller ist.

Wie wird eine Familienaufstellung aufgebaut?

In einem kurzen Vorgespräch erarbeiten Sie mit dem Therapeuten anhand des Genogramms, welche Personen für die Aufstellung wichtig sind: zunächst alle Mitglieder der Kernfamilie, also die Eltern und ihre Kinder. Gibt es frühere oder spätere Partner der Eltern und aus diesen Beziehungen hervorgegangene Kinder, so werden diese ebenfalls aufgestellt. Ohne zu sprechen und innerlich gesammelt, weist der Aufstellende den Stellvertretern einen bestimmten Platz im Raum zu, indem er sie nacheinander an den Händen bzw. an der Schulter fasst und sie so zueinander ausrichtet, wie die realen Familienmitglieder nach seinem inneren Bild zueinander in Beziehung stehen. Dabei ist wenig bedeutend, wer aus der Gruppe welches Familienmitglied vertritt. Jedoch zeigt sich oft im Nachhinein, dass Personen ausgewählt wurden, die eine gewisse Affinität zu ihrer Rolle haben. Wenn möglich, werden Männer für Männerrollen und Frauen für Frauenrollen ausgewählt. Wird bewusst ein Stellvertreter des anderen Geschlechts ausgewählt, hat das vermutlich für den Aufstellenden auch eine Bedeutung. Nachdem sich die Stellvertreter auf ihrem Platz eingefühlt haben, werden sie nacheinander gefragt, was sie wahrnehmen. Der Therapeut fragt: »Wie geht es dem Vater?«, »Wie geht es der Mutter?« etc.

Je nach familientherapeutischer Schule, ob stärker am Ansatz von Satir oder von Hellinger orientiert, gibt es nun unterschiedliche Vorgehensweisen:

Bei Bert Hellinger sucht sich der oder die Aufstellende einen Platz außerhalb und beobachtet von dort aus das weitere Geschehen. Hier sitzt er wie im Theater in der ersten Reihe und erlebt das Schauspiel seiner Familie. Er lässt alle Eindrücke auf sich wirken, hört die Rückmeldungen der Stellvertreter, sieht deren Körperhaltung, fühlt mit den einzelnen Familienmitgliedern je nach innerer Bereitschaft mit. Bei dieser Art der Familienaufstellung stellt nun der Therapeut die Familienmitglieder um, wobei er sich von den Rückmeldungen der Stellvertreter und/oder von den beschriebenen »Ordnungen der Liebe« leiten lässt.

Konstruktivistisch und wachstumsorientiert arbeitende Familientherapeuten, die ihre Methode über die Familienrekonstruktion weiterentwickelt haben, nehmen den Aufstellenden zu den einzelnen Stellvertretern mit. Sie lassen ihn die verschiedenen Positionen und die damit verbundene Sichtweise kennenlernen. Die Außenperspektive ist dann ein Standpunkt neben anderen. Bei dieser Version wählt der Aufstellende die Reihenfolge, in der er die einzelnen Familienmitglieder interviewen möchte. Zudem hat er die Möglichkeit, dem Stellvertreter selbst Fragen zu stellen. Vom Bruder-Double z.B. kann er erfahren, wie es diesem mit dem Vater geht. Von besonderer Bedeutung sind hier Beziehungsfragen wie: »Wie geht es dir, Vater, mit deiner Frau, mit deiner ersten Tochter, mit deinem dritten Sohn?« oder: »Was geht in dir vor, wenn du deine Frau über ihren Sohn sagen hörst, dass …?«

Bei beiden Versionen erhält der Aufstellende von den Stellvertretern wichtige Informationen über das Erleben der realen Familienmitglieder. Die Rollenspieler können aufgrund ihrer Position wiedergeben, was die reale Person fühlt. Sie empfinden Wärme oder Kälte, Nähe oder Distanz, Zuneigung oder Abneigung gegenüber anderen Familienmitgliedern. An manchen Platzen fühlen sich Stellvertreter verwirrt und beziehungslos. Unterschiedlich intensiv werden Gefühle an den einzelnen Orten wahrgenommen. Nicht selten kommt es vor, dass ein Rollenspieler Schmerzen an einer Körperstelle empfindet, an der das reale Familienmitglied erkrankt ist. Wie schon erwähnt, funktioniert die Informationsübertragung möglicherweise mittels Spiegelneuronen, doch bedarf es hier noch weiterer Forschungen.

Zunächst werden alle Personen der Herkunfts- bzw. der Jetztfamilie aufgestellt. Anschließend lässt sich der Therapeut von den Rückmeldungen der Stellvertreter leiten, um herauszufinden, ob möglicherweise »vergessene« Personen fehlen. Ein Beispiel: Stehen Vater und Mutter mit deutlichem Abstand nebeneinander, erhält der Therapeut von den Stellvertretern oft den Hinweis, dass hier jemand fehlt. Wenn keine derartigen Bemerkungen fallen, fragt er den Aufstellenden selbst. Häufig zeigt sich, dass ein gestorbenes Kind, über das die Eltern nicht sprachen, eine Fehlgeburt, ein tot geborenes oder abgetriebenes Kind fehlt. Wird es hinzugestellt, verändert sich sofort das Erleben der einzelnen Personen. Die Stellvertreter der Eltern verstehen dann oft erst, warum sie weiter voneinander entfernt standen, oder ein Geschwisterkind, das bisher Angst empfand, wird ruhig, sobald dieses vergessene Kind einen angemessenen Platz erhält.

Wege der Lösungsfindung

➔ A. Der Aufstellende sucht sich seinen guten Platz

Diese Art der Lösungsfindung ist noch am stärksten mit den ursprünglichen Familienskulpturen verwandt. Der Therapeut unterstützt den Aufstellenden dabei, mit den Personen im Familiensystem, mit denen er im Clinch liegt bzw. verstrickt ist, Kontakt aufzunehmen und sich dann seinen guten Platz zu suchen. Ich habe diese Form bei der Regensburger Familientherapeutin Hanna Grünewald-Selig (kennen-)gelernt.

Der Aufstellende löst sein Double ab und fühlt sich kurz in seinen »alten« Platz ein. Über die Aussagen der Stellvertreter hat der Therapeut bereits wichtige Hinweise erhalten, wo Beziehungen verstrickt sind, zu welchem Elternteil die Beziehung verhärtet oder unterbrochen ist. Er konzentriert sich auf Ressourcen, die bisher im Familiensystem nicht gesehen wurden, und bringt sie als neue Sichtweisen ein. Nun animiert der Therapeut den Aufstellenden, auf die Person zuzugehen, zu der der Kontakt gestört ist. Beispiel: Eine Tochter, die eine elterliche Funktion in der Herkunftsfamilie übernommen hat, ist sehr erbost über ihre Mutter, die ihr so viel Arbeit auflädt. Sie stellt sich vor ihre Mutter, legt ihre Hände in die Hände der Mutter, sieht sie an und sagt: »Liebe Mama, ich habe dir oft stundenlang zugehört und dir den Haushalt gerichtet. ... Und das habe ich freiwillig getan, weil ich gesehen habe, dass du Hilfe brauchst. ... Doch es ist zu viel für mich. ... Denn ich bin deine Tochter und du bist meine Mutter. ... Erlaubst du mir, dass ich jetzt mein eigenes Leben lebe?« Dann könnte die Mutter antworten: »Liebe Tochter, ich danke dir, dass du mir freiwillig geholfen hast. Es fällt mir nicht leicht, auf deine Hilfe zu verzichten. Ich liebe dich und darum hast du meinen Segen, nun dein eigenes Leben in die Hand zu nehmen.«

Nachdem der Therapeut den Aufstellenden gefragt hat, was er oder sie hier einmal laut ausdrücken möchte, formuliert er die Sätze positiv um, sodass die systemische Ordnung und Dynamik verdichtet aufgegriffen wird. Beispielsweise statt »Du sollst mich loslassen« bietet der Therapeut an »Ich gehe in mein Leben« und betont damit, dass die Ablösung ein aktiver Entwicklungsschritt des erwachsenen Kindes ist. Der Aufstellende kann nun selbst entscheiden, ob er die von der Therapeutin formulierten Sätze nachspricht, sie für sich umformuliert oder auch um Fehlendes ergänzt. Ein zentrales Thema, nachdem genug Raum für Enttäuschung, Verletzung, Wut gegeben wurde, ist der Segen der Eltern für die Zukunft. Steht die Ablösung von den Eltern im Zentrum der Aufstellung, wird durch ein individuell gestaltetes Ablösungsritual die von anderen Gefühlen überlagerte

Liebe des Kindes zu seinen Eltern freigesetzt. Zum Abschluss sucht sich der Aufstellende einen neuen Platz in seinem Familiensystem, einen Platz, an dem er sich wohlfühlt.

Bei dieser Variante der Familienaufstellung wird betont, dass der Aufstellende aktiv an seinem inneren Bild arbeiten kann. Allein danach hat er die Familie gestellt, und nur er kann seine Position verändern. Die Aussagen der Stellvertreter werden von der Therapeutin als Angebote gewertet – die der Aufstellende aufnehmen und beantworten oder aber auch ablehnen kann. Der Aufstellende entscheidet, welche Schritte er oder sie in der Aufstellung gehen möchte. Die therapeutische wirksame Lösung liegt in der Kontaktaufnahme. Zwischen Familienmitgliedern, die einander nicht (mehr) ansahen oder nicht miteinander redeten, beginnt ein neues Gespräch, das von Liebe getragen wird. Diese Variante sieht von einem idealen Schlussbild, das eine Idealordnung verdeutlichen soll, ab. Die Lösung wird gerade dadurch deutlich, dass der Aufstellende selbst in der Lage ist, seinen guten Platz zu finden.

▶▶ *Beispiel: Elisabeth besuchte ein Familienaufstellungsseminar, weil sie immer wieder spürte, dass sie zum Leben keinen richtigen Kontakt hatte und dass sie sich bedroht fühlte. Ihr Familiensystem sah folgendermaßen aus: Sie wuchs bei ihrem Vater und ihrer Mutter zusammen mit drei Halbbrüdern aus der ersten Ehe des Vaters auf. Diese drei Halbbrüder waren noch sehr klein, als deren Mutter sich das Leben nahm. Elisabeth hatte den Eindruck, in einer eigenartigen Verbindung zu der verstorbenen Frau zu stehen.*

In der Familienaufstellung empfindet Elisabeths Stellvertreterin eine sehr enge Verbindung zu ihren Halbgeschwistern. Zu ihrer leiblichen Mutter spürt sie wenig Kontakt. Viel stärker fühlt sie sich zu der Mutter der Halbbrüder hingezogen. Als Elisabeth selbst in ihrer Position steht, fragt die Therapeutin, zu wem sie gerne Kontakt aufnehmen würde. Für Elisabeth ist sofort klar: zu ihrer eigenen Mutter. Sie tritt vor sie hin, und die Therapeutin fordert Elisabeth auf, der Mutter in die Augen zu schauen.

Ohne weitere Anweisung legt Elisabeth ihren Kopf an die Brust der Mutter und weint – wie jemand, der nach vielen Jahren einen vermissten Menschen wieder trifft. Minuten später, als sie nochmals in die Augen ihrer Mutter schaut, sagt sie deutlich: »Du bist meine Mutti.«

Elisabeth hatte bis zu dem Zeitpunkt in ihrer Seele nicht klären können, zu wem sie gehörte: zur Mutter ihrer Halbbrüder, deren Sehnsucht sie in sich aufgesogen hatte, oder zu ihrer leiblichen Mutter.

Abschließend fordert die Therapeutin Elisabeth auf, ihrem Vater zu sagen, was für sie an diesem Tag klar geworden war. Sie geht zu ihrem Vater, und mit einer Handbewegung in Richtung ihrer Mutter sagt sie zu ihm: »Lieber Vati, das ist meine Mutti.« Abschließend sucht sie ihren guten Platz. Sie stellt sich ihrer Mutter und ihrem Vater gegenüber – erst beiden sehr nah, nach einiger Zeit geht sie einen Schritt zurück – so ist es passend für heute.

➔ B. Der Therapeut stellt das Lösungsbild

Bei dieser in früheren Jahren von Bert Hellinger entwickelten Variante übernimmt der Therapeut die Verantwortung für das Lösungsbild. Der Aufstellende verfolgt von außen die Veränderungen im System. Die Stellvertreter verlassen ihre Position nicht selbstständig, sondern werden vom Therapeuten an andere Plätze geführt. Dieser lässt sich dabei in erster Linie von seiner eigenen Wahrnehmung, darüber hinaus von den Rückmeldungen der Stellvertreter leiten. Wenn die Antworten der Stellvertreter vermuten lassen, dass weitere Personen zur Klärung einer Verstrickung nötig sind, fragt er beim Aufstellenden nach. Manche Therapeuten erklären ihren Klienten während der Umstellungen die einzelnen Arbeitsschritte, wo welche Ordnung gestört ist, wo eine Identifizierung, Nachfolge oder Übernahme zu erkennen ist.

Erst wenn der systemische Beziehungskonflikt klar ist und alle Stellvertreter sich an ihrem neuen Platz gut fühlen, nimmt der Therapeut den Aufstellenden ins Lösungsbild hinein und lässt ihn mit der bzw. den Personen Kontakt aufnehmen, mit denen etwas geklärt werden soll. Für die Auflösung der Verstrickung entwickelte Bert Hellinger kurze lösende Sätze, die der Aufstellende zu seinen Eltern bzw. zu Personen, mit denen er verstrickt ist, spricht. Diese Sätze verdeutlichen die bestehende Dynamik oder stellen die bisher verdrehte Ordnung wieder her. So sagt beispielsweise der Sohn, der mit dem ersten Mann seiner Mutter identifiziert ist, zu seinem leiblichen Vater: »Du bist mein Vater und ich bin dein Sohn. Nur du bist der Richtige für mich. Mit dem anderen habe ich nichts zu tun.« Oder das Kind, das elterliche Funktionen übernommen hat, sagt zu seiner Mutter bzw. zu seinem Vater: »Liebe Mama, du bist die Große und ich bin die Kleine« bzw.: »Lieber Papa, du bist der Große und ich bin die Kleine.« Abschließend stellt der Therapeut ein Idealbild für diese Familie, bei dem gewöhnlich die Eltern nebeneinander, die Kinder in der Reihenfolge des Alters den Eltern gegenüberstehen. Leben die Eltern getrennt, dann stehen sie weit entfernt voneinander, beide mit Blick auf die Kinder. Bert Hellinger ist überzeugt davon, dass der im System verstrickte Mensch selbst nicht in der Lage ist, die Verstrickung und damit auch einen Ausweg zu erkennen. Deshalb gibt der Therapeut dem Klienten die Lösung vor, und dieser muss sich entscheiden, ob er sie annimmt oder nicht. Verbeugt sich z.B. ein Sohn nicht vor dem Vater, weil er diesen verachtet, so konfrontiert der Therapeut den Sohn mit der Erkenntnis, dass es für ihn leichter sei zu leiden, als sich vor dem Vater zu verneigen. Damit übernimmt der Therapeut ein hohes Maß an Verantwortung für die Lösungsfindung. Für konstruktivistisch und wachstumsorientiert arbeitende Therapeuten wären solch apodiktische Sätze undenkbar. Ihrem Postulat, dass Therapie die Wahlmöglichkeiten des Klienten erhöhen soll, wird hier klar widersprochen.

➔ C. Alle Stellvertreter suchen sich ihren guten Platz

Eine verwandte Lösungsweise haben Sie bereits kennengelernt: die Simultan-Skulptur. Hier folgen nun alle Stellvertreter in der Aufstellung ihren Bewegungsimpulsen. Sie gehen zu einer Person, zu der sie sich besonders hingezogen fühlen, oder entfernen sich aus einer zu engen Beziehung. Manche Stellvertreter verspüren auch den Wunsch, sich hinzusetzen oder hinzulegen.

Diese Variante der dynamischen Aufstellung hat Bert Hellinger in den vergangenen Jahren vermehrt angewendet. Auch das mittlerweile von ihm praktizierte »Geistige Familienstellen« hat diese dynamische Komponente. Sie lässt die Wirkungen im System, die jeder Stellvertreter spürt, für alle offensichtlich werden. Die Beziehungsdynamik wird deutlich erkennbar und im offenen Zusammenspiel zwischen Therapeut und Stellvertretern auf eine Lösung hin entwickelt. Der Therapeut nimmt die Rückmeldungen der Stellvertreter so lange auf, bis er den Grundkonflikt genau erkennen kann. Er muss allerdings darauf achten, dass nicht zu viele Prozesse in Gang kommen, die vom ursprünglichen Anliegen des Aufstellenden ablenken. Auch bei dieser Variante nimmt der Aufstellende wieder mit der für seinen Beziehungskonflikt wichtigen Person Kontakt auf.

Die Dynamisierung der Aufstellung bewährt sich insbesondere dann, wenn Symptome wie Angst oder ein körperliches Leiden von einem Stellvertreter in einer Aufstellung repräsentiert werden. Der Symptom-Stellvertreter stellt sich zunächst neben das Double des Aufstellenden, geht zeitgleich mit den anderen Stellvertretern seinem eigenen Impuls nach und sucht sich einen Platz im Raum. Verblüffenderweise findet das Symptom den Platz, an dem es ursprünglich ausgelöst wurde.

Diese Variante lernte ich 1999 bei Professor Franz Ruppert in München kennen. Seine Erfahrungen zeigten beispielsweise, dass Ängste ganz unterschiedliche Funktionen in einem Beziehungssystem ausüben. Sie können auf ein traumatisierendes Ereignis in der Vergangenheit hinweisen oder aber auch Schutz bieten. Die dynamische Lösungssuche finden Sie auch bei vielen wachstumsorientiert arbeitenden Familientherapeuten.

3.5 Was wollen Familienaufstellungen leisten?

Erlaubnis und Freiheit – Ablösung aktiv vollziehen

Wenn erwachsene Frauen und Männer immer wieder dieselben Beziehungsmuster suchen oder im Beruf kämpfen wie die Löwen, dann liegt die Vermutung nahe, dass alte Bindungen noch wirken, dass eine innere Ablösung von den Eltern noch aussteht. Fragt man nach der Beziehung zu den Eltern, dann schwingen in der Antwort regelmäßig mehr oder weniger offen Hass und Verachtung mit. Doch Hass bindet und Verachtung macht unfrei. Diese Lebensweisheit können Sie in Familienaufstellungen plastisch erleben. Es zeigt sich immer wieder, dass eine innere Ablösung erst dann möglich ist, wenn die Beziehung zu beiden Eltern von Liebe getragen wird. Ablösung bedeutet bildhaft: Meine Eltern stehen hinter mir und ich sehe nach vorn in meine Zukunft.

Stellen Sie sich dies einmal bildlich vor: Wie kann das gehen, dass Sie nach vorne, sprich in die Zukunft, schauen und eine angespannte feindliche Beziehung im Rücken wahrnehmen? Sie werden immer den Impuls verspüren, sich umdrehen zu wollen oder zu müssen.

Und was bedeutet das in der Realität? Sie setzen sich tatsächlich oder in inneren Dialogen mit den Eltern oder anderen hierarchisch Übergeordneten immer wieder aggressiv auseinander. Die Erlaubnis, Ihr Leben entsprechend den eigenen Fähigkeiten und den eigenen Wünschen zu gestalten, erhalten Sie erst dann, wenn Sie mit Ihren Eltern innerlich Frieden schließen.

Vielleicht verfluchen Sie mich, nachdem Sie die letzten Zeilen gelesen haben. Vielleicht wollen Sie entgegnen, dass kein Mensch nachvollziehen könne, wie sehr Sie unter der Kälte, unter den Schlägen oder dem, was Ihnen sonst zugestoßen ist, gelitten haben. All das, was die Beziehung zwischen Ihnen und Ihren Eltern gestört hat, soll nicht schöngeredet werden. Es gibt sehr vielfältige Arten und Weisen, wie Eltern versagen können. Wenn Sie selbst bereits Kinder haben, mussten Sie sicherlich schon manches Mal erfahren, dass auch Sie sich in manchen Situationen anders verhalten, als Sie es sich wünschen. Streckenweise sind wir in uns selbst gefangen und fügen dann unseren Kindern wieder Schmerzen zu. Unsere Eltern haben ebenfalls Mangel erlebt – je nach Lebensgeschichte unterschiedlich viel. Sie waren ebenfalls gekränkt, dass sie nicht genügend oder das Falsche erhalten haben.

Wir werden nicht glücklich, wenn wir immer noch darauf hoffen, von den Eltern das zu kriegen, was wir früher einmal gebraucht hätten. Wir sind jetzt erwachsen, und wenn wir das, was wir bekommen haben – und das ist trotz allem eine ganze Menge! – wertschätzen können, dann steht uns die Zukunft offen.

Nicht selten zeigen Familienaufstellungen, dass Menschen sich mit der »falschen« Person auseinandersetzen, wenn sie sich ablösen wollen.

▶▶ *Beispiel: Sebastian (30) leidet unter der erdrückenden Nähe seiner Mutter. »Sie mischt sich in mein Studium, in meine Partnerschaft, einfach in alles ein. Aber ich komme irgendwie auch nicht los von ihr«, stöhnt er. Auf seinen Vater angesprochen, meint er abweisend, der lebe seit vielen Jahren in Hamburg. Damals, als dieser wegzog, war er zwar sauer auf ihn, aber zumindest stört der Vater heute nicht seine Kreise. »Ich bin ja schließlich erwachsen«, sagt er mit einem trotzigen Unterton in der Stimme.*

In der Aufstellung steht sein Stellvertreter zunächst ganz dicht bei seiner Mutter, sein Vater ist weiter entfernt platziert. Obwohl Sebastian anfangs von beiden Eltern ganz weit weg sein wollte, spürt der Stellvertreter, wie sehr es ihn zu seinem Vater zieht: Er hat Sehnsucht nach ihm.

Diesen Vater, den die Mutter als Taugenichts hingestellt und deren Meinung er übernommen hatte, lernt Sebastian in der Aufstellung neu kennen. Als er ihm gegenübersteht und seine Hände hält, spürt er heftige Sehnsucht, er weint schluchzend – und seine Liebe zum Vater kann wieder fließen.

In dieser Aufstellung entdeckt Sebastian, dass seine Ablösung von den Eltern über den Vater laufen muss. Nicht gegen die Mutter kämpfen, son-

dern zum Vater hingehen, das ist seine Lösung. Dann erst kann er, den Segen seiner Eltern im Rücken, kraftvoll ins Leben starten.

Familienaufstellungen in der Gruppe ermöglichen, dass Sie die unsichtbaren Bindungen im Familiensystem mit allen Sinnen wahrnehmen. Über den Dialog, die persönliche Ansprache eines bislang wenig bekannten oder verzerrt wahrgenommenen Gegenübers wächst eine zunehmend deutlichere Unterscheidung zwischen dem eigenen Leben und dem der Eltern oder anderer Angehöriger: Ich darf sein, so wie ich bin, und kann die anderen so lassen, wie sie sind. Ich nehme mein Leben, so wie es ist, ich nehme es dankbar an.

Trauer und Frieden – Achtung der Verstorbenen

Für jemanden, der in seinem Leben nicht erfahren hat, dass Geschwister oder eigene Kinder starben – und Gott möge geben, dass Ihnen das erspart bleibt –, ist es schwer nachzuvollziehen, was dies in der Geschichte einer Familie bedeutet. Die Ehe der Eltern ist nach dieser Katastrophe verändert, ihre Beziehung zueinander als Partner und als Eltern. Schuldgefühle sowie Vorwürfe gegen sich selbst oder gegen den anderen stehen oft wie Gespenster im Raum. Die Beziehung zu den lebenden Kindern ist mit Angst belastet. Die Kinder, deren Schwester oder Bruder gestorben ist, sind zutiefst verunsichert. Sie verlieren nicht nur ihr Geschwister, sondern auch für lange Zeit ihre Eltern. Ganz besonders, wenn das Geschwisterkind schwer und lange krank war, bevor es gestorben ist. Sie erleben ihre Eltern wie durch einen Schleier, unendlich weit entfernt. Sie wollen helfen, den Eltern beistehen und verzichten auf eine altersgemäße Ablösung. Nur noch vergessen zu wollen, das ist für alle ein absolut natürlicher Impuls. Die Sonne soll wieder scheinen. Das Leben liegt in der Zukunft!

Dass dies nicht möglich ist, wird in Familienaufstellungen sichtbar. Die nicht geweinten Tränen der Eltern und Geschwister verschwinden nicht einfach. Sie lagern sich verborgen ein und werden jedes Mal wieder belebt, wenn existenzielle Ereignisse in der Familie geschehen, sei es, dass jemand geboren wird oder dass jemand stirbt.

Mittlerweile gibt es zum Glück Selbsthilfegruppen wie »Verwaiste Eltern e.V.«, die Eltern und Geschwister in dieser schlimmen Situation unterstützen. In unserer immer noch trauerfeindlichen Gesellschaft helfen sich hier Familien gegenseitig, den Verlust zu bewältigen. Dazu gehört, dass über die unterschiedlichsten Gefühle, und zwar nicht nur über Trauer, sondern auch über Wut, Angst und Liebe gesprochen werden kann. Und dass die Lebenden ihre Gefühle füreinander wieder entdecken, die anfänglich fast vollständig auf das verstorbene Kind gerichtet sind. Offene Gespräche helfen den Partnern und Kindern dabei, einen Weg zu finden, wie das gemeinsame Leben weitergehen kann – mit dem Andenken an das gestorbene Kind.

Aus der Sicht der Menschen, die die Weltkriege erlebt haben, erscheint diese »moderne Hilfe« wie ein Luxus. Wo Millionen Menschen früh starben, Ideologie vielfach den Aufschrei gegen das Leid unterdrückte, nackte Existenzsicherung den Alltag füllte, blieb kaum Raum für eine gemeinsame Trauerbewältigung. Wenn dies direkt oder indirekt die folgenden Generationen belastet, bieten Familienaufstellungen einen Weg der Versöhnung an.

Sie ermöglichen es diesen Menschen, sich Rückblenden aus dem Film des Lebens anzuschauen. Schmerz und Trauer werden nochmals erlebbar, und die Liebe zu dem zu früh Verstorbenen erhält wieder einen Bezugspunkt, wenn dieser in die Runde der Familie aufgenommen wird. Gleichzeitig schauen sie in die Zukunft. Sie erfahren, welche Schritte sie in der kommenden Zeit tun können, um mit den Lebenden und den Toten Frieden zu schließen. Wenn die Toten einen Platz in unserem Herzen haben dürfen und mit Liebe beachtet werden, schenken sie uns Kraft für unser Leben.

Abgrenzung und Neubeginn – der Abschied von den Schuldigen

Der Umgang mit Schuld war und ist für viele Menschen in Deutschland vor allem nach dem Zweiten Weltkrieg sehr schwierig. Bis heute lassen sich unterschiedliche Lösungsversuche in unserer Gesellschaft beobachten: Die einen versuchen, das Unrecht möglichst totzuschweigen, andere entschuldigen die mörderischen Verbrechen mit den damaligen gesellschaftlichen Umständen, wieder andere klagen die Schuldigen mehr oder weniger aggressiv an. Selbst viele Jahrzehnte nach dem Ende des Dritten Reichs lastet der millionenfache Mord schwer auf den Menschen in diesem Land; dies zeigten beispielsweise die Reaktionen auf die Wehrmachtsausstellung des Hamburger Instituts für Sozialforschung.

Leugnung, Verdrängung, Anklage oder auch distanzierte Analyse – all dies hilft den Kindern und Kindeskindern von Tätern nicht, mit der Schuld zurechtzukommen, die auf einer Familie lastet. Bert Hellinger, der viele Jahre Priester war, setzte sich intensiv mit dem Thema Schuld und Sühne auseinander. Als Therapeut erlebte er wiederholt, wie Kinder und Enkel schuldig gewordener Väter und Großväter, Mütter und Großmütter unter massiven Ängsten, Gewalt- und Mordfantasien oder psychischen Verwirrungen litten. Er erklärt dies so: Die Nachkommen versuchen unbewusst, die Schuld zu sühnen, indem sie selbst leiden. Sie nehmen einem Täter damit die Verantwortung für sein Verbrechen ab. Dieser »schlimme Ausgleich«, wie er es nennt, bindet die Nachfahren an das Schicksal eines Vorfahren.

Eindrucksvoll wird in Aufstellungen sichtbar, dass durch die Schicksalsübernahme die Schuld des Täters nicht kleiner wird, sondern sowohl dem Schuldigen wie auch dem unbewusst Sühnenden Kraft nimmt. Wie aber kann das Leben für die Familie, für jeden Einzelnen gut weitergehen? In der Familienaufstellung zeigt sich, dass dies erst wieder gelingen kann, wenn der betreffenden Person ihre Schuld zugemutet wird. Wer das Leben eines anderen Menschen zerstört, verliert mit den Worten Hellingers die Zugehörigkeit zum Familiensystem. Verlässt ein Täter bei einer Aufstellung den Raum, was bedeutet, dass er oder sie selbst die Konsequenzen für das Verbrechen übernimmt, erleben dies alle Stellvertreter als Erleichterung. Das Hinausgehen soll die Übernahme der Verantwortung symbolisieren. Beziehungsdynamisch ist die Unterscheidung zwischen der verwandtschaftlichen Beziehung und der begangenen Tat entscheidend. Die Abgrenzung von der Schuld eines Verwandten ermöglicht, dass die Nachkommen sicher und in Frieden leben können. Ein lösender Satz lautet: »Liebe/r ..., ich achte dich als meinen ... Ich achte deine Schuld. Ich lasse die Folgen bei dir. Bitte lass mich in Frieden.« Anstelle der Punkte ist der jeweilige Verwandte (Vater, Mutter, Onkel etc.) einzusetzen.

Heilung durch heilende Bindungen

Heilung ist ein Prozess, den wir nicht erzwingen können. Sie ist nicht unmittelbar machbar. In diesem mechanistischen Sinne können Familienaufstellungen Heilung nicht »leisten«. Vielmehr sind sie ein therapeutisches, im tieferen Sinne auch ein spirituelles Angebot, sich im Fluss der Zeit wahrzunehmen, in dem das Leben und die Liebe von einer Generation zur nächsten weitergegeben werden. Wenn Sie spüren, dass Sie den Segen der Eltern für Ihr Leben erhalten, wenn Sie inneren Kontakt zu Ihren Wurzeln aufnehmen und die Beziehung zu Eltern, Geschwistern, Großeltern, Onkeln und Tanten von Liebe getragen ist, stößt dies einen seelischen, vielfach auch einen körperlichen Heilungsprozess an. In diesem Sinne können Sie Heilung aktiv zulassen, durch die innere Bereitschaft, sich mit Ihrer Lebensgeschichte zu versöhnen. Familienaufstellungen wollen Ihnen hierbei eine Hilfe sein.

TEIL 4
Familientherapeutische Selbsterfahrungsseminare – die häufigsten Fragen

Auf der Suche nach einer Seminarleiterin oder einem Seminarleiter, bei der oder bei dem Sie sich gut aufgehoben fühlen, spielen viele subjektive Kriterien eine wichtige Rolle: beispielsweise ob Sie mit ihm oder ihr eine gemeinsame Sprache finden, ob Sie ein ähnlicher Humor verbindet oder ob er oder sie genügend Sicherheit ausstrahlt. Objektive Anhaltspunkte geben Ihnen die Ausbildung, die der Kursleiter/die Kursleiterin absolviert hat. Welche Grundqualifikation und welche beruflichen Erfahrungen bringt er oder sie mit?

Welche familientherapeutische Richtung passt zu mir?

Auf familientherapeutischen Selbsterfahrungsseminaren, in denen mit Skulptur und Aufstellung gearbeitet wird, erleben Sie darüber hinaus auch Unterschiede in der Arbeitsweise, je nach theoretischem sowie praktischem Hintergrund. Im Laufe der Lektüre dieses Buches haben Sie sicherlich erkannt, dass die Arbeitsweisen nach Virginia Satir und nach Bert Hellinger unterschiedliche Schwerpunkte setzen, obwohl beide mit Stellvertretern arbeiten, welche die Familienmitglieder repräsentieren. Beide verstehen sich als *systemische Therapieansätze*, d.h., Entwicklungen und Probleme werden stets im (familiären) Kontext betrachtet. Verschieden sind jedoch die Wege, wie Lösungen gefunden werden.

Betrachten wir kurz den philosophischen Hintergrund: Virginia Satirs wachstumsorientierter Ansatz ist der *systemisch-konstruktivistischen* Richtung zuzurechnen. Er basiert auf der Vorstellung, dass jeder Mensch die Welt aus einem ganz spezifischen Blickwinkel erlebt. Demnach kann es – zumindest im konkreten Leben – keine objektive Wahrheit geben. Der Mensch konstruiert seine Wirklichkeit mittels seiner Wahrnehmung und speichert eigene (Familien-)Bilder. Kommen neue hinzu oder werden alte durch neue ersetzt, wirkt sich dies auch auf seine Realität aus. So ist der Mensch in der Lage, seine Wirklichkeit zu jedem Zeitpunkt im Leben zu verändern.

Bert Hellinger ist Phänomenologe. Er nennt seine Arbeitsweise *systemisch-phänomenologisch,* da er aus den Phänomenen, d.h. den sichtbaren Wirkungen, die Dynamik des Familiensystems und daraus folgend die Lösung erkennt. Dieser Ansatz geht davon aus, dass sich während der Aufstellung eine Wahrheit auftut, die deutlich macht, wo in diesem einzigartigen Familiensystem die Verstrickung und wo die Kraft liegt. Für Bert Hellinger gibt es also eine objektive Wahrheit in Beziehungen, die allerdings nur für den Augenblick Gültigkeit besitzt. Diese kann man in der Aufstellung »sehen«. Es wird also keine allgemein gültige Wahrheit, sondern eine in diesem Bild konkret sichtbare erkannt, die sich an den Wirkungen ablesen lässt. Aus der Vielzahl der Aufstellungen, in denen sich eine solche Wahrheit zeigt, leitet er eine Lebensweisheit ab, die »Ordnungen der Liebe«, die sich immer wieder aufs Neue bewähren muss.

In der Praxis ergeben sich daraus wesentliche Unterschiede. Therapeuten, die sich an der Methode von Virginia Satir orientieren, betonen die noch nicht entdeckten *Möglichkeiten* im Familiensystem. Sie trauen jeder einzelnen Person und der ganzen Familie zu, *selbst* neue Wege zu finden, um die Beziehungen zu gestalten. Sie ermuntern ihre Klienten, neue Sichtweisen zu entdecken, z.B. indem sie fragen: Was haben die Eltern als Kinder erlebt, dass sie als Erwachsene so wurden, wie sie sind? Sie möchten die Neugierde und Freiheit, letztlich den *Selbstwert* der Klienten steigern und sie dadurch zu neuen Schritten im Leben befähigen. Die Aktivität bei der Lösungssuche liegt hier aufseiten des Aufstellenden. Der Therapeut versteht sich als Begleiter, der dem Klienten bzw. der Familie dabei hilft, seinen bzw. ihren Weg zu finden. Er fokussiert die Problematik und arbeitet gemeinsam mit den Klienten an einer für sie passenden Lösung.

Das Wachstumsmodell basiert auf einem ausgesprochen optimistischen Menschenbild und traut daher den Klienten viel Eigenverantwortung zu. Kritiker wenden ein, dass tiefer gehende Verstrickungen damit nicht gelöst werden könnten, da der Therapeut zu wenig die Führung übernimmt.

Im Zentrum der an Bert Hellinger orientierten Arbeit stehen die *Ordnungen* im Familiensystem. Therapeuten dieser Richtung gehen davon aus, dass schicksalhafte Bindungen das Leben jedes Menschen bestimmen. Sie wollen die Kraft finden, die bisher durch verrückte Grenzen und »blinde Flecken« in der Familiengeschichte in unerklärlichem Chaos gebunden war. Außerdem geben die Therapeuten Strukturen vor, was sich am deutlichsten bei dem Idealbild der Familienaufstellung zeigt. Sie suchen nach der verborgenen *Liebe,* die der ursprüngliche Beweggrund allen Handelns ist.

Durch diese Vorgehensweise verlagert sich die Aktivität während der Lösungssuche stark auf die Seite des Therapeuten. Er arbeitet auf weiten Strecken *für* den, aber nicht *mit* dem Aufstellenden. Weder versucht er, dessen Entwicklung und heutige Sichtweise zu ergründen, noch mit ihm gemeinsam eine Lösung zu erarbeiten, sondern richtet seine gesamte Aufmerksamkeit auf das »wissende Feld« der Beziehungen. Den letzten, entscheidenden Schritt muss aber auch hier der Aufstellende selber gehen. Seine innere Offenheit und Bereitschaft ist Voraussetzung für einen heilenden Prozess.

Kritiker dieses Ansatzes warnen vor der Gefahr, dass die »Ordnungen der Liebe« dogmatisch ausgelegt und gehandhabt werden. Wenn unreflektiert mit dem Erfahrungswissen umgegangen und nur ein einziger Lösungsweg vorgegeben würde, würden nicht mehr Lebensperspektiven eröffnet, sondern führe dies zu Einschränkungen. Was die Familientherapie der vergangenen fünf Jahrzehnte auszeichnete, ist die Vernetzung neuer Methoden und Erkenntnisse. So wie die Familie als Netzwerk verschiedener Positionen und Sichtweisen verstanden wird, ist auch die Therapie zu sehen. Jede Richtung trägt einen anderen Aspekt zum Verständnis des Ganzen bei. Derzeit werden Sie also auf Therapeuten stoßen, die bei darstellenden Methoden nur mit dem wachstumsorientierten Ansatz arbeiten, andere wiederum schwören auf das Modell Bert Hellingers, und dritte verknüpfen beide Arbeitsweisen. Weitere methodische Ansätze, auf die ich in diesem Buch nicht eingegangen bin, wie beispielsweise die Hypnotherapie Milton Ericksons oder das Neurolinguistische Programmieren (NLP), fließen ebenfalls unterschiedlich stark mit ein.

Jede Therapeutin und jeder Therapeut entwickelt mit den Jahren einen eigenen Arbeitsstil. Hat er sich mit mehreren Ansätzen vertraut gemacht, kann er die Aktivität dem Klienten überlassen, wenn dieser in der Lage ist, selbst neue Möglichkeiten zu entdecken, und er wird die Führung übernehmen, wenn der Betreffende selbst die Lösung tiefer gehender Verstrickungen nicht mehr wahrnehmen kann.

Jenseits aller methodischen Überlegungen ist für Sie und für die Therapeutin entscheidend, dass der Kontakt zwischen Ihnen beiden stimmt. Wenn Sie spüren, dass Sie sich gegenseitig wertschätzen und einander vertrauen, ist eine tief greifende Arbeit möglich.

Wann empfiehlt sich welche darstellende Methode?

Sie werden sich jetzt vielleicht fragen, ob eine Familienskulptur oder eine Familienaufstellung für Sie der geeignete Weg ist, ein bestehendes Problem zu lösen. In meinen Augen gibt es hierbei kein Entweder-oder, da im Rahmen einer Familientherapie alle Methoden Anwendung finden. Familienskulptur und Familienaufstellung werden häufig in der Anfangsphase der Therapie eingesetzt, während die Familienrekonstruktion, die die Familiengeschichte neu erzählt, zu einem späteren Zeitpunkt erfolgt.

Vergleicht man Skulptur und Aufstellung, so ist zunächst festzuhalten, dass bei beiden Methoden strikt lösungsorientiert gearbeitet wird. Die Skulpturarbeit, die stärker in der Beratung beheimatet ist, eignet sich hervorragend, um sich sinnvoll mit Partnerschafts- und Familienproblemen auseinanderzusetzen. Sie scheint mir als Einstieg der geeignetere Weg zu sein, um sich aktiv mit aktuellen Beziehungsfragen zu beschäftigen.

Skulpturen fördern Ihre Kreativität, aktivieren Ihre Neugierde. Sie erleben, dass Sie in der Lage sind, mehr als nur Ihren bisherigen Standpunkt wahrzunehmen, und probieren neue Verhaltensweisen aus. Auch lernen Sie durch Skulpturen, die Beziehungen darstellen, vernetzt zu denken – eine Fähigkeit, die Sie in allen Lebensbereichen, egal ob in der Familie, im Freundeskreis oder in der Arbeit, nutzen können. Ihnen wird bewusst, wo Sie in Beziehungen Verantwortung übernehmen und wo nicht, aber auch wo dies gefragt ist und wo nicht.

Und es gibt noch einen zweiten Punkt, warum ich die Arbeit mit Skulpturen der Aufstellungsarbeit zeitlich voranstelle. Seitdem ich selber Familienskulpturen und Familienaufstellungen anbiete, habe ich mehrfach einen Satz gehört, der mich jedes Mal wieder stutzig macht: »Ich möchte mir auch mal eine Familienaufstellung machen lassen.« Wenn ich dann nachfrage: »Wieso machen lassen?«, erfahre ich meist, dass jemand im Bekanntenkreis ganz begeistert von seiner Aufstellung erzählt hat, die er oder sie in München, Nürnberg oder anderswo »machen ließ«.

Dass in der Aufstellungsvariante nach Hellinger der Therapeut das Lösungsbild erstellt, lässt anscheinend die Vermutung aufkommen, hier würde für jemanden eine Lebenslösung maßgeschneidert und dem Aufstellenden angezogen. Sie wissen natürlich inzwischen, dass das nicht stimmt. Familienaufstellungen setzen ein hohes Maß an Bereitschaft voraus, im Leben Veränderungen zuzulassen. Es bedarf Ihrer Aktivität, um Beziehungen neu zu gestalten. Familienaufstellungen sind dann hilfreich, wenn Sie innerlich für einen Wandel in Ihrem Leben bereit sind. Bert Hellinger geht sogar so weit zu sagen, man dürfe eine Familienaufstellung nicht nur aus Neugierde, sondern müsse sie mit einem bestimmten Ziel machen.

Anhand eines Beispiels möchte ich Ihnen eine Vorgehensweise für eine Lösung vorschlagen: Angenommen, Sie fühlen sich zunehmend matter, lustloser und haben keinen Spaß mehr im Leben. Sie sagen: »Ich bin deprimiert und entwickle Angst, wenn mein Partner keine

Zeit für mich hat. Je mehr ich meine Gefühle zeige, desto mehr wendet er sich von mir ab.«

In einem ersten Schritt bietet es sich an, das aktuelle Problem zu klären. Zunächst handelt es sich um einen Beziehungskonflikt und nicht nur um ein individuelles Problem. Eine Familienskulptur kann hier gute Dienste leisten, die teils unbewusste Kommunikation zu entschlüsseln. Wie sieht Ihre innere Haltung in dieser Partnerschaft aus, wie die Ihres Partners/Ihrer Partnerin? Welche Rolle spielen Sie und welche Ihr Partner in diesem Konflikt? Welche Rolle übernehmen die Kinder und alle Personen, die mit zum Haushalt gehören? Tragen Sie möglicherweise den Hauptteil der Verantwortung für Beziehung und Familie? Gibt es eine ungleiche Machtverteilung in der Partnerschaft? Bereits zu diesem Zeitpunkt halte ich es für sinnvoll, mit dem Partner/der Partnerin gemeinsam eine Beratung bzw. ein Selbsterfahrungsseminar zu besuchen.

Auf der nächsttieferen Ebene könnte der Frage nachgegangen werden, ob Sie und, wenn ja, woher Sie diese Gefühle, dieses Erleben bereits aus früheren Lebensabschnitten kennen. Über eine Familienskulptur können Sie entdecken, ob Sie dieses Kommunikationsmuster schon lange verinnerlicht haben (z.B., dass Sie beschwichtigen, um die Liebe eines anderen Menschen nicht zu verlieren).

Oder Sie erforschen über eine Familienaufstellung, welchen Platz Sie in der Herkunftsfamilie einnahmen. Vielleicht stellen Sie Erwartungen an Ihren derzeitigen Partner, die ursprünglich an Ihre Eltern gerichtet waren. Eine schmerzliche Distanz, eine unerfüllte Sehnsucht im Sinne einer unterbrochenen Hinbewegung (s. S. 118f.) in Ihrer Lebensgeschichte, würden mithilfe der Familienaufstellung spürbar, und Ihnen wäre es möglich, mit der ursprünglichen Person, beispielsweise der Mutter oder dem Vater, erneut Kontakt aufzunehmen.

Auf der dritten, tiefsten Ebene stellt sich die Frage, ob weiter reichende Verstrickungen Ihr persönliches Erleben beeinträchtigen. Reagieren Sie mit panischer Angst, Herzrasen oder gar wahnhaften

Vorstellungen, wenn Ihr Partner auch nur eine halbe Stunde später als von Ihnen erwartet heimkehrt? Ist die Heftigkeit des Gefühls nicht der realen Situation angemessen, kann es sein, dass eine Verstrickung vorliegt. Dann hieße die Frage für Ihre Aufstellung: Wo in der Familiengeschichte hat das Thema »Ich habe Angst, verlassen zu werden« seine Wurzeln?

Eine Identifikation im Sinne Bert Hellingers läge z.B. vor, wenn sich herausstellen würde, dass Ihre Großmutter von ihrem Mann plötzlich verlassen wurde, was diese und erst recht deren Tochter, also Ihre Mutter, zeitlebens nicht verkraftet haben. Sie empfänden dann also übernommene Gefühle, die jedes Mal reaktiviert werden, wenn Sie längere Zeit allein sind.

An diesem Beispiel können Sie bereits sehen, dass viele verschiedene Hypothesen zur Beantwortung eines Problems entwickelt werden können. Erst während der konkreten Arbeit wird sich die eine oder andere Annahme bestätigen oder werden sich neue Zusammenhänge ergeben.

Was tun mit Vorbehalten?

Eine Frage wird im Zusammenhang mit Familienaufstellungen öfters gestellt: Für wen eignen sich Familienaufstellungen und können sie auch schaden? Im Gespräch mit zahlreichen Therapeuten habe ich bisher keine eindeutige Kontraindikation ausfindig machen können. Allerdings warnen viele davor, bei psychischen Erkrankungen ohne Vorbereitung und ohne therapeutische Begleitung ein einmaliges Familienaufstellungsseminar zu besuchen. Familienaufstellungen eignen sich also prinzipiell für jeden, doch nicht in jeder Lebenslage und nicht bei jedem Therapeuten. Hierzu einige Hinweise:

Auf die eigene Verfassung achten

Skulptur-, Aufstellungs- und Rekonstruktionsseminare stellen eine sehr intensive Form der Selbsterfahrung dar. Sie fordern hohe seelische und körperliche Aktivität von Ihnen, da Sie im Laufe eines oder mehrerer Tage meist in verschiedenen Stellvertreterrollen stehen und in Ihrer Aufstellung intensiv an eigenen Lebensthemen arbeiten. Mit Sicherheit erhalten Sie auch neue Lebensenergie, Impulse, Perspektiven – dennoch fühlen sich die meisten Teilnehmer nach einem solchen Seminar erst einmal ausgepowert. Während einer psychischen Krise sollten Sie diese intensive Arbeit daher besser vermeiden. Suchen Sie sich also am besten einen Zeitpunkt aus, zu dem Sie sich kräftig fühlen.

Befürchtungen ernst nehmen

In einem meiner Familienaufstellungsseminare saß eine Frau – offensichtlich voller Angst. Ihr war von mehreren Seiten gesagt worden, sie müsse unbedingt eine Familienaufstellung machen, um Ihre Hauterkrankung loszuwerden. Wie sich in einem Vorgespräch herausstellte, beunruhigten sie zwei Dinge. Zum einen hatte sie Angst, mit unbekannten Ereignissen in der Familiengeschichte konfrontiert zu werden, deren Ausmaß sie womöglich nicht verkraften könnte. Zum anderen befürchtete sie, manipuliert zu werden. Sie hatte nämlich erfahren, dass bei »diesen Hellinger-Aufstellungen« der Therapeut einem sagt, was zu verändern sei.

Niemand muss eine Familienaufstellung machen! Wie viele neue erfolgreiche psychotherapeutische Methoden steht auch die Familienaufstellung in der Gefahr, als Allheilmittel und Wunderwaffe gehandelt zu werden. Mach eine Familienaufstellung und du bist geheilt! Wenn Sie durch Erzählungen über diese Methode verunsichert sind und dennoch spüren, dass Ihnen eine Familienaufstelllung helfen könnte, dann besuchen Sie ein solches Seminar erst einmal als Zuschauer. Vertrauen Sie auf Ihr Gefühl. Wie in jedem Selbsterfahrungsseminar sind Sie für sich selbst verantwortlich und es liegt bei Ihnen, für sich zu sorgen. Falls Sie sich bei einem Aufstellungsseminar wirklich unangemessen manipuliert fühlen, nehmen Sie dies ernst. Nutzen Sie Ihre Fähigkeit, sich vor seelischen Grenzüberschreitungen zu schützen. Voraussetzung für einen heilenden Prozess ist stets die innere Bereitschaft; und die ist nur vorhanden, wenn jemand dem Therapeuten oder der Therapeutin vertrauen kann.

Übrigens ist umgekehrt auch der Therapeut oder die Therapeutin auf Ihr Vertrauen angewiesen. Alle Therapeuten, mit denen ich bisher gesprochen habe, sagten, dass sie mit Familienaufstellungen weitaus effektiver und zielsicherer arbeiten können, wenn sie den Aufstellenden bereits aus einem therapeutischen Kontakt kennen. Bestehende psychische Belastungen und auch die Belastbarkeit einer Person sind dem Therapeuten dann bekannt. Er kennt das Genogramm, und es besteht bereits eine Vertrauensbasis, auf deren Grundlage er einschätzen kann, welche Schritte Aufstellenden zugemutet werden können.

Besondere Belastungen mitteilen

Falls Sie in der Vergangenheit Gewalt erlebt haben, sei es, dass Sie missbraucht, geschlagen oder überfallen worden sind, sollten Sie dies Ihrem Seminarleiter im Vorfeld sagen. So können Sie sich davor schützen, dass traumatische Erlebnisse unabsichtlich reaktiviert werden. Die meisten Therapeuten werden Ihnen vor einer Familienaufstellung andere Maßnahmen anbieten, mit denen Sie zuerst einen psychischen Schutzmantel aufbauen können.

Falls Sie unter Depressionen oder einer anderen psychischen Erkrankung leiden, wählen Sie am besten einen Therapeuten, der diese Krankheiten auch in seiner täglichen Praxis behandelt. Ebenso sollten Sie zu Ihrem Schutz den Seminarleiter über Ihre Beschwerden und Krankheiten informieren, damit er abschätzen kann, ob eine intensive Gefühlsbelastung psychische Verwirrungen (z.B. eine akute psychotische Krise) auslösen könnte. Wie jede hochwirksame Medizin kann auch eine Familienaufstellung zu Gift werden, wenn der Seminarleiter die Belastbarkeit einer Person nicht kennt. Je wirksamer eine therapeutische Methode ist, desto sorgfältiger hat ein Therapeut damit umzugehen.

Da tiefste unbewusste Prozesse berührt werden und die Seele des Aufstellenden während der Aufstellung sehr empfänglich und offen ist, bedarf es eines ausgesprochen umsichtigen, verantwortungsvollen Arbeitens. Daher sollte ein Seminarleiter, der mit Familienaufstellungen arbeitet, auch eine psychotherapeutische Ausbildung, insbesondere in Familientherapie, absolviert haben.

Erst als Teilnehmer und Stellvertreter

Wenn Sie Stellvertreterrollen in den Aufstellungen anderer einnehmen, bekommen Sie bereits ein Gespür für die Wirkungen in Familiensystemen. Sie werden in den Rollen viele Gefühle und Körperempfindungen wahrnehmen, die für den Aufstellenden wertvolle Rückschlüsse auf sein Familiensystem zulassen. Gleichzeitig lernen Sie viel für sich: entweder dadurch, dass Ihnen eine Rolle vertraut vorkommt, also Themen aus Ihrem eigenen Leben berührt werden; oder aber ganz ungewohnte, fremde oder fast schon vergessene Gefühle und körperliche Empfindungen werden in Ihnen wach. Kürzlich sagte eine Frau während einer Aufstellung: »Hier fühle ich mich so aufgedreht. Mein Herz schlägt so schnell. Ich habe ein Gefühl, als warte ich auf meinen Liebhaber.« Sie genoss diese Empfindung sichtlich, frisch verliebt zu sein.

Für Sie vielleicht selbstverständlich, doch für Menschen, die es gewohnt sind, viel zu erdulden, ein wichtiger Hinweis: Wenn Sie eine Stellvertreterrolle übernehmen, können Sie sich jederzeit melden, wenn Sie spüren, dass eine Rolle zu anstrengend ist. Treten Sie einen Schritt zur Seite, wird das massive Gefühl oder der körperliche Schmerz meist schnell wieder vergehen. Bei dynamischen Aufstellungen wird diesem Impuls sogar bewusst Raum gegeben.

Damit jemand seine Familie aufstellen kann, braucht er oder sie die Mithilfe zahlreicher Rollenspieler. Ohne diese wäre keine Skulptur oder Aufstellung möglich! Sie leisten also einen sehr wertvollen Beitrag zu diesem Seminar, auch wenn Sie nicht selbst aufstellen. Zu einem späteren Zeitpunkt können Sie die Unterstützung anderer Rollenspieler in Anspruch nehmen, das ist dann der Ausgleich.

Was tun, wenn Rollen nachwirken?

Ein ausgesprochen wichtiger Arbeitsschritt sowohl bei Familienskulptur- wie bei Familienaufstellungsseminaren ist das so genannte Ent-Rollen. Genauso wie Sie bewusst als Double oder Stellvertreter in eine Position hineingegangen sind, mit der Rolle körperlich wie psychisch Kontakt aufgenommen haben, müssen Sie sich von dieser auch bewusst verabschieden. Sonst können Gefühle, Gedanken, körperliche Schmerzen, die mit der Rolle verbunden sind, nachwirken. Die meisten Therapeuten legen ausgesprochen großen Wert auf eine abschließende Selbstwahrnehmungsübung, die jede Aufstellung oder Skulptur beendet. Falls Sie nach einem Seminar spüren, dass Sie Gefühle und Körperreaktionen aus Stellvertreterrollen noch in sich tragen, können Sie folgende Übung für sich wiederholen.

SELBSTWAHRNEHMUNGSÜBUNG: MEIN LICHTKEGEL

Stellen Sie sich mit lockeren Knien hin, und sprechen Sie sich vor:
Ich spüre meinen Atem – nehme wahr, wie mein Atem in mich einströmt und wieder geht.
Ich nehme wahr, wie meine beiden Füße fest auf dem Boden stehen –
Ich spüre meine Beine – meine Arme – meine Finger – und bewege sie.
Ich spüre meinen Nacken – meinen Schultergürtel – meinen Bauch – mein Gesäß – und bewege sie sanft.
Ich stelle mir vor, wie ein weiter Kegel mich umgibt. (Malen Sie diesen gedachten Kegel mit den Armen in die Luft.)
Seine Bodenfläche ist mein persönliches Stück Erde – seine Spitze berührt den Himmel.
Ich fülle diesen Kegel mit meiner Lieblingsfarbe – mit meiner Lieblingsmusik – mit meinem Lieblingsduft.
Ich fülle diesen Kegel mit meinem Namen aus: Ich bin <Name>.

Tipp: Sprechen Sie den Text langsam auf eine Kassette, Ihr iPod oder Ihren MP3-Player. Stellen Sie sich dann entspannt hin und hören Sie sich den Text an.

Wie häufig kann man eine Familienskulptur oder eine Familienaufstellung machen?

Jede *Familienskulptur* ist eine Momentaufnahme. Sie stellen damit Ihr inneres Beziehungsbild dar – so wie es derzeit in Ihrer Seele aussieht. Besuchen Sie ein Familienskulpturseminar, wählen Sie *einen* bestimmten Aspekt Ihrer Familie bzw. Ihrer Familiengeschichte aus. Die gewonnenen Einsichten werden Sie im Laufe der darauf folgenden Zeit in Ihr Leben integrieren – in Ihrem Tempo, in Ihrer Reihenfolge.

Bauen Sie ein oder zwei Jahre später wieder eine Familienskulptur, wird sich mit großer Wahrscheinlichkeit Ihr inneres Bild verändert haben, weil auch die äußere Wirklichkeit eine andere ist. Sie werden feststellen, dass sich manche Beziehungen geklärt haben und andere nach wie vor belastend für Sie sind. Dann können Sie an dieser Stelle für sich weiterarbeiten.

Familienaufstellungen brauchen Zeit. Die tief ins Unbewusste gehenden Wirkungen entfalten sich oft erst über Monate. Wenn Sie bereits in der Aufstellung spüren, dass sich ein entscheidender Knoten gelöst hat, dann vertrauen Sie darauf, dass Ihr neues, gutes Bild in Ihnen weiterwirkt. Das kann beispielsweise bedeuten, dass sich durch die Familienaufstellung eigene Interessen, wichtige Beziehungen oder grundsätzlich Lebenseinstellungen verändern und auch, dass manifeste Krankheiten heilen.

Familiengeschichten sind vielschichtig, was vor allem die dynamischen Familienaufstellungen plastisch zeigen. So kann es sein, dass Sie aus einem Seminar *eine* wichtige Einsicht mit nach Hause nehmen, *eine* bestimmte Beziehung mit neuen Augen sehen. Spüren Sie, dass während der Aufstellung Ihr Herz aufgeht, ist an dieser Stelle bereits eine Lösung versteckt. Manchmal bleibt trotzdem ein entscheidender Punkt unberührt. Die Gründe hierfür sind vielfältig, z.B. können wichtige Informationen fehlen, und diese erste Familienaufstellung zeigt Ihnen den nächsten Schritt bei der Suche. Wenn möglich, lassen Sie sich mehrere Monate, vielleicht ein Jahr Zeit, bis

Sie erneut Ihre Familie aufstellen, damit das, was Sie beim ersten Mal mitgenommen haben, auch wachsen kann.

Ersetzen Familienaufstellungs- und Familienskulptur-seminare eine Therapie?

Familienskulpturen wurden zunächst als ein Element neben anderen im Rahmen der systemischen Therapie entwickelt. Sie werden auf vielfältige Weise genutzt, um Teile oder das Ganze des Familiensystems zu verstehen. Ein Skulpturseminar kann eine einzelne Station auf Ihrem Lebensweg sein, den Sie ansonsten weiterhin für sich selbst managen. Möglicherweise erkennen Sie aber auch, dass Sie allein, mit Ihrem Partner oder mit Ihrer Familie an einer Beziehungsklärung weiterarbeiten wollen. Dann können Sie sich für eine anschließende Beratung oder Therapie entscheiden.

Bezüglich *Familienaufstellungen* gehen die Meinungen weit auseinander. Bert Hellinger versteht seine stark verdichtete Form der Familienaufstellung als eigenständige Therapie. Mit einer einmaligen einzelnen Familienaufstellung ist für ihn die systemtherapeutische Arbeit abgeschlossen. Er überlässt die sich daraus entwickelnde Veränderung dem Klienten in der Überzeugung, dass die Aufstellung ihre maximale Wirkung nur ungestört entfalten kann. Durch eine Nacharbeit oder Erfolgskontrolle würde nach Meinung Bert Hellingers die Kraft der Aufstellung zerstört. Allerdings suchen viele Klienten ihn in Begleitung eines Therapeuten auf.

Die meisten systemischen Therapeuten, ob mit wachstumsorientiertem oder auch phänomenologischem Hintergrund, sehen die Familienaufstellung als einen Baustein im Rahmen einer Therapie oder Beratung. Die Ordnung im Familiensystem zu klären oder eine zentrale Verstrickung in der Herkunftsfamilie zu entwirren, sind zwar entscheidende Schritte einer Therapie. Andere wichtige Themen werden damit jedoch noch nicht geklärt, z.B. die Kommunikation in aktuellen Beziehungen, die Integration verdrängter Gefühle, die Verarbeitung traumatischer Erfahrungen oder das Leben mit einer nach wie vor bestehenden Krankheit. Darüber hinaus bringen Familienaufstellungen sehr viel ans Licht. Es ist also durchaus möglich, dass der oder die Aufstellende nicht alles, was er oder sie erfährt, auf einmal einordnen kann, sodass eine Nachbereitung dringend gewünscht wird. Das muss ein/e verantwortlich arbeitende/r Therapeut/Therapeutin berücksichtigen und zeitnah einen Termin zur Verfügung stellen. Wenn Sie für Ihre psychische Gesundheit sorgen wollen, nutzen Sie das Angebot einer Psychotherapie oder psychologischen Beratung und binden Sie die Familienaufstellung in eine Familientherapie ein. Die Familientherapie versteht sich als Kurzzeittherapie, bei der oft mit wenigen Sitzungen ein heilender Prozess angestoßen wird. Je stärker Sie psychisch belastet sind, desto mehr sollten Sie, meiner Meinung nach, darauf achten, dass die intensive Aufstellungsarbeit in eine Therapie integriert ist.

Welche Seminarform ist für mich geeignet?

Familienskulpturen und Familienaufstellungen werden in unterschiedlichen Seminarformen angeboten. Es gibt offene oder geschlossene Abendveranstaltungen, Wochenendkurse oder Ferienseminare in Seminarhäusern. Jede Form hat ihre Vor- und Nachteile. Entscheiden Sie selbst.

In *offenen Abendveranstaltungen* können Sie einen Einblick in das systemische Arbeiten gewinnen. Sie lernen möglicherweise verschiedene Therapeuten und Therapeutinnen sowie deren unterschiedliche Arbeitsweisen kennen. An einem Abend bleibt Zeit für ein oder zwei Aufstellungen bzw. Skulpturen. Sie können kurzfristig entscheiden, ob Sie daran teilnehmen wollen.

Meist sind diese Seminare, die in städtischen, kirchlichen oder freien Einrichtungen für Erwachsenenbildung angeboten werden, kostengünstig. Allerdings ist es bei dieser offenen Form nicht möglich, die anderen Teilnehmer persönlich kennenzulernen. Sie müssen also ein hohes Maß an Vertrauen mitbringen, wenn Sie Ihre eigene Lebensgeschichte in diesem Rahmen mitteilen wollen.

➔ Bei *fortlaufenden Abend-, Tages- oder Wochenendseminaren* findet sich eine feste Gruppe. Der Rahmen, in den die Skulpturen oder Aufstellungen eingebettet sind, ist so gefasst, dass sich die Teilnehmer kennenlernen können. Da alle oder zumindest viele ihre Familie vorstellen, wissen die Beteiligten, wie wichtig gegenseitige Diskretion ist. Zudem bleibt Zeit für Entspannungsübungen, Austausch in Zweier- oder Dreiergruppen, zum Malen, Töpfern oder das Aufschreiben neuer Erkenntnisse und Erfahrungen.

Für diese Seminare, die zu unterschiedlichen Preisen angeboten werden, sollten Sie sich rechtzeitig anmelden. Teilnehmer, die selbst nicht ihre Familie aufstellen wollen, sich eventuell aber als Stellvertreter beteiligen möchten, bekommen oft noch kurzfristig einen Platz.

➔ *Ferienseminare* in Naherholungsgebieten oder im Ausland haben einen ganz besonderen Reiz, da Sie sich in entspannter, schöner Atmosphäre mit Ihrem Leben und Ihrer Familie auseinandersetzen können. Außerdem haben Sie ausreichend Zeit, die neu gewonnenen Eindrücke zu verarbeiten. Allerdings sind Sie hierbei auf einen verantwortungsvollen Seminarleiter angewiesen, dem Sie sich anvertrauen können, falls Sie die psychische Belastung zahlreicher Aufstellungen schwer aushalten. Damit sich diese finanziell aufwendigste Form für Sie auch wirklich lohnt, ist es sinnvoll, bei dem Seminarleiter oder der Seminarleiterin zuvor ein kurzes Kennenlernseminar zu besuchen.

➔ *Familienrekonstruktionsseminare* sind immer mehrtägig angelegt, da für die Vielzahl der Skulpturen und die intensive Arbeit mit der eigenen Familiengeschichte mehr Zeit benötigt wird. Angeboten werden unterschiedlich lange Veranstaltungen; sie dauern zwischen fünf und 14 Tage. Da sich die Auseinandersetzung nicht nur auf tiefe psychische Prozesse in der Herkunftsfamilie konzentriert, sondern auch politische und gesellschaftliche Einflüsse betrachtet werden, verändert sich immer wieder die Perspektive. Durch diesen Wechsel von Innen- und Außenansicht scheint mir die Familienrekonstruktion weniger anstrengend zu sein als ein vergleichbar langes Aufstellungsseminar.

4.1 Zehn Schritte auf der Entdeckungsreise zu Ihrer Familie

Wenn einer eine Reise tut ... Eine Entdeckungsreise über das emotionale Meer der Beziehungsinseln in das Land der Familiengeheimnisse und zu den Schatztruhen der Vorfahren will gut vorbereitet werden. Da die Route noch nicht feststeht und Sie noch gar nicht wissen, an welchen Stationen Sie wem begegnen werden, packen Sie zunächst Landkarte (Genogramm) und Proviant (Fotos, Tagebücher etc.) ein. Mit jeder neuen Etappe werden Sie weitere Reiseerfahrungen sammeln: Sie werden unterschiedlichste Überlebensstrategien kennenlernen und spannende Familiengeschichten hören. Und immer wieder werden Sie Ihr Reisegepäck der bevorstehenden Tour anpassen: zu klein gewordene Schuhe entsorgen, alte Regelwerke über Bord werfen und nährstoffhaltige Ressourcen gut im Rucksack verstauen. Sie haben in diesem Buch bereits verschiedene Reiseziele kennengelernt. Ihre Familienskulptur und Ihre Familienaufstellung werden voraussichtlich besonders beeindruckende Erlebnisse auf dieser Reise sein – darum lohnt es sich, sie besonders vorzubereiten.

1. Ihr Ziel

Überlegen Sie sich in einem ersten Schritt, was sich in Ihrem Leben verändern soll. Mit welchem Ziel möchten Sie eine Familienskulptur bzw. Familienaufstellung machen?

Nehmen Sie sich ruhig Zeit dazu, sich auszumalen, wie Ihr Leben danach aussehen könnte. Formulieren Sie Ihre Wünsche bewusst positiv und konkret. (Also nicht: »Ich möchte mich dann nicht mehr ausnutzen lassen«, sondern: »Ich möchte rechtzeitig erkennen können, wann und von wem ich ausgenutzt werde« oder »Ich möchte lernen, ein klares ›Nein‹ auszusprechen.«)

2. Ihr Genogramm

Dazu zeichnen Sie Ihren Stammbaum auf. Eine Anleitung dazu finden Sie auf Seite 96f. Wenn Sie eher schwere oder chaotische Gefühle belasten und Sie mögliche Verstrickungen vermuten, sind folgende Fragen wichtig: Ist ein Kind früh gestorben? Hat eine Frau ihr Kind während der Schwangerschaft verloren? Welche Menschen starben im Krieg oder wurden zu der Zeit oder später vermisst? Welche traumatischen Erlebnisse wie Flucht und Vertreibung mussten Menschen in Ihrer Familie überstehen? Gab es Menschen, die jung an einer Krankheit oder bei einem Unfall starben oder sich das Leben nahmen?

Ich meine, wenn Sie sich schon auf die Suche nach Verletzungen in Ihrer Familie machen, sollten Sie im gleichen Maße danach Ausschau halten, was in Ihrer Familie wachsen konnte: Welche glückliche Zeiten gab es? Welche Erlebnisse haben den Menschen die Kraft gegeben, auch das Schwere zu überleben? Wer war erfolgreich in Ihrer Familie? Wer zeichnete sich durch Herzensgüte, Lebenslust, Temperament etc. aus? Welche Personen sind für Sie Vorbilder? Aufgrund welcher Eigenschaften?

3. Ihr Besuch bei Eltern und Verwandten

Falls Ihnen Informationen über Daten und Ereignisse fehlen, nutzen Sie die Gelegenheit, um mit Familienmitgliedern in Kontakt zu treten, die Sie vielleicht schon seit Jahren nicht mehr gesehen oder gehört haben.

Stellen Sie Ihren Eltern, Geschwistern und Verwandten offene Fragen: »Sag mal, Papa, wie hast du gelebt, als du so alt warst wie ich?«, »Mama, erzähl mir bitte, wie war das, als du ein kleines Kind gewesen bist?« Fragen Sie Ihre Eltern liebevoll, mit Neugierde und innerem Interesse, dann werden Sie mit großer Wahrscheinlichkeit auf offene Ohren stoßen.

Ein kleiner Tipp: Stürzen Sie sich nicht gleich auf schmerzhafte Themen. So werden Sie vermutlich das Gespräch im Ansatz ersticken: »Sag, Mama, stimmt es wirklich, dass du zwei Kinder abgetrieben hast, wie die Tante Monika mir erzählt hat?« Wenn Sie auf diese geschlossene Frage dann als Antwort erhalten, »Das geht dich nichts an«, brauchen Sie sich nicht zu wundern. Denken Sie an die alte biblische Weisheit: Was dir selbst verhasst ist, das mute auch keinem anderen zu [Tob 4, 15].

Offene Fragen beginnen mit W-Fragewörtern (wie, wann, wo, wer etc.). Sie laden damit andere zum Erzählen ein. Hingegen lassen geschlossene Fragen nur »Ja« oder »Nein« als Antwort zu, setzen dem Gegenüber also das Messer auf die Brust. Falls Ihnen der Gebrauch offener Fragen wenig geläufig ist, stellen Sie am besten zu Hause eine kleine Liste zusammen.

4. Ihr/e Seminarleiter/in

Hören Sie sich nach einem Seminarleiter/einer Seminarleiterin in Ihrer Stadt oder in Ihrer Umgebung um. Vielleicht haben Sie bereits einen Tipp von Freunden erhalten, oder Sie erkundigen sich bei psychologischen Beratungsstellen, wer in Ihrer Nähe Familienskulpturen oder Familienaufstellungen anbietet. Nachdem Sie dieses Buch gelesen haben, werden Sie bereits im Vorfeld viele Fragen klären können, die für Sie wichtig sind.

5. Ihr Kennenlernseminar

Auch wenn Sie jetzt schon viel über die systemischen Methoden wissen, das Erleben in der Gruppe hat eine ganz eigene Wirkung. Besuchen Sie zuerst einmal ein Seminar, ohne gleich Ihre eigene Familienskulptur bzw. Familienaufstellung zu bauen. Das hat mehrere Vorteile: Sie lernen die Arbeitsweise dieses Familienberaters oder dieser Familientherapeutin kennen. Sie betrachten eine Skulptur- bzw. Aufstellung von außen als Zuschauer bzw. Zuschauerin. Vielleicht können Sie eine Stellvertreterrolle einnehmen und spüren dort, wie im Beziehungsgeflecht dieser Skulptur oder Aufstellung bei Ihnen Gefühle, Gedanken und Körperempfindungen auftauchen, die zu der aufgestellten Person in dieser Familie gehören.

Viele Seminarleiter bieten ihre Veranstaltungen für Teilnehmer, die selbst nicht aufstellen wollen, zu einem niedrigeren Preis an.

6. Ihr Vorgespräch

Manche Therapeuten bieten vor der Familienaufstellung/-skulptur Vorgespräche für Teilnehmer an, die nicht bei Ihnen in Beratung oder Therapie sind. Nutzen Sie diese Gelegenheit! Zum einen haben Sie dabei die Chance, die Beraterin oder den Therapeuten persönlich kennen zu lernen, zum anderen kann der Therapeut, die Beraterin erkennen, ob eine Familienskulptur/-aufstellung für Sie der geeignete Weg ist, um Ihr Problem zu lösen. Wenn Sie z.B. unter massiven Ängsten leiden, nachdem Sie vor einigen Jahren nachts überfallen wurden, ist es zunächst nicht sinnvoll mit einer Familienaufstellung an dieses Thema heranzugehen. Ausgebildete Familientherapeuten werden mit Ihnen an dieser Stelle Ihr Genogramm durchsehen und ggf. ergänzen.

7. Ihre Aufstellung – Ihre Skulptur

Nun stellen Sie in einem Seminar oder in einer Therapiesitzung Ihre eigene Familie auf. Wie das geht, haben Sie in den vorherigen Kapiteln bereits erfahren. Lassen Sie sich von Ihrem inneren Bild leiten und spüren Sie genau hin, was in der Skulptur oder in der Aufstellung für Sie deutlich wird. Probieren Sie einen neuen Platz, eine neue Haltung oder einen neuen Kontakt aus.

8. Aktiv nachwirken lassen

Gönnen Sie sich in den nächsten Wochen immer wieder einmal Zeit für sich. Erinnern Sie sich an Ihren neuen guten Platz, hören Sie innerlich nochmals die für Sie lösenden Sätze. Steigen Sie in Gedanken nochmals in den Dialog ein und spüren Sie dem neugewonnenen Kontakt zur Mutter oder zum Vater nach. Vielleicht möchten Sie ein Foto von Ihren Eltern oder von einem neuentdeckten Familienmitglied in Ihrer Wohnung aufstellen. Oder Sie entdecken ein Foto von Ihnen als Paar, auf dem Sie genau in der Haltung dastehen, wie sie es in Ihrer Wunschskulptur entwickelt haben. Fehlanzeige? – dann lassen Sie sich in dieser Haltung von Freunden fotografieren und stellen dieses Bild an einen ganz besonderen Ort in Ihrer Wohnung.

9. Nachwehen?

Falls Sie in den kommenden Tagen sehr aufgewühlt sind und spüren, dass Sie Unterstützung brauchen, nehmen Sie Kontakt zu dem Seminarleiter oder der Seminarleiterin auf. Wie homöopathische Hochpotenzen können auch Familienaufstellungen Erstverschlimmerungen hervorrufen, die dann wieder abklingen. In einem Nachgespräch ordnen Sie Ihre Eindrücke und verschaffen Sie sich jedenfalls so viel Klarheit, dass Sie mit eventuell noch Verwirrendem umgehen können.

10. Umsetzung

Im Laufe der nächsten Monate werden Sie wahrscheinlich die eine oder andere Entdeckung in Ihrem Leben machen. Vielleicht gelingen Ihnen Dinge im Privatleben oder aber auch im Beruf leichter und Sie genießen es, das Leben intensiver zu spüren. Das wünsche ich Ihnen!

4.2 Ausblick

Das Beziehungsnetz Familie ist ständig in Bewegung. Neue Familienmitglieder kommen durch Partnerschaft oder Geburt hinzu, andere verlassen durch Auszug, Trennung oder Tod die Familie. Jedes Kommen und jedes Gehen verändert die Menschen in der Familie und ihre Beziehungen zueinander. Intensive Gefühle begleiten diese Umbrüche. Während einer vielleicht neue Lebenslust verspürt, brechen bei einem anderen alte Wunden auf. Ein weiterer fühlt sich vom Thron gestoßen, und wieder ein anderer erfährt erstmals, wie wichtig er oder sie für die anderen ist. Daher bleibt es spannend, immer wieder einmal einen Blick auf das Beziehungsnetz der eigenen Familie zu werfen – sei es in privaten Gesprächen oder aber mithilfe der darstellenden Methoden der Familientherapie.

Vielleicht sind Sie über diese Buch-Reise neugierig geworden auf weitere Reiseziele. Einige Reiseziele liegen in der fernen, manche in der nahen Vergangenheit, andere aber liegen in der Zukunft. Ich kenne Menschen, die während einer systemischen Therapie Orte aufsuchen, an denen die Familie zu früheren Zeiten gelebt hat. Manchmal finden sich auch Verwandte; Großeltern, Onkel oder Tanten, die diese Orte schon seit Langem aufsuchen wollen, aber sich bislang nicht aufraffen konnten – sie möchten gemeinsam die alte Heimat aufsuchen, um in der neuen Heimat glücklich zu leben.

Dann gibt es noch die Orte der nahen Vergangenheit. Das sind beispielsweise Lieblingsplätze, die Sie allein oder als junges Paar gerne aufgesucht haben – Ihr erstes Rendezvous, Ihr erstes Urlaubsziel oder Ihre erste (gemeinsame) Wohnung. Lohnende Orte, um Kraft fürs Heute zu tanken! Ist Ihre Reiselust erst einmal entfacht, entwickeln Sie womöglich ganz neue Ideen: Vielleicht träumen Sie schon länger, den Beruf zu wechseln oder an einen Ort zu ziehen, an dem Sie Wurzeln schlagen können oder selbst eine Familie zu gründen. Die Entdeckungsreise zur eigenen Familie führt in Ihre Zukunft!

Dank

Mein Dank geht
... an meine Kolleginnen und Kollegen, die das Buch mit ihrem Wissen und ihren Erfahrungen bereichert haben: Erich Geßner und Christiane Hildebrand-Geßner, Hanna Grünewald-Selig, Prof. Dr. Franz Ruppert, Sabine Rupp, Maria Zepter sowie Ottje und Ruth Zündorf;

... an Freunde und Freundinnen, die mir wertvolle Anregungen gaben und mit wachsamem Auge das Manuskript lasen: Ulrich Ebner, Gabriele Grabl, Doris Lerchl-Goldermann und Kareen Manz;

... an meine Lektorin im Klett-Cotta Verlag Frau Dr. Christine Treml, die mir unverhofft schnell eine Neuauflage ermöglichte und mich zur umfassenden Aktualisierung des Buches motivierte.

... an den genialen Cartoonisten Johann Mayr, der es sofort verstand, meine Skulpturbeschreibungen in herrlich überzeichnete Skizzen zu verwandeln;

... ganz besonders an meinen Mann Michael Huber, der mich durch alle Höhen und Tiefen während des Schreibens und Überarbeitens begleitet und mich beständig ermuntert hat;

... nicht zuletzt an unsere Kinder Jeannette und Jonas, die vor zwölf Jahren beim Schreiben dieses Buches sehr selbstständig waren und mich dadurch unterstützten und heute – inzwischen erwachsen mich anfeuerten, einen neuen Verlag zu suchen.

Weiterführende Literatur

Hellinger, Bert/Hövel, Gabriele ten: Anerkennen, was ist. München 2006[14].

Hellinger, Bert: Ordnungen der Liebe. Heidelberg 2010[9].

Kaufmann, Rudolf A.: Die Familienrekonstruktion. Heidelberg 1990/2010[6].

Lambrou, Ursula: Familienkrankheit Alkoholismus. Hamburg 1990/2010[2].

Minuchin, Salvador: Familie und Familientherapie. Freiburg 1997/2010[10].

Moskau, Gaby/Müller, Gerd F.: Virginia Satir – Wege zum Wachstum. Paderborn 1992/2002[3].

Ruppert, Franz: Trauma, Bindung und Familienstellen. Seelische Verletzungen verstehen und heilen. Stuttgart 2010[2].

Ruppert, Franz: Verwirrte Seelen: Der verborgene Sinn von Psychosen. Grundzüge einer systemischen Psychotraumatologie. München 2010[4].

Satir, Virginia/Baldwin, Michele: Familientherapie in Aktion. Paderborn 1999[5].

Satir, Virginia: Selbstwert und Kommunikation. Stuttgart 1998[13].

Satir, Virginia et al.: Das Satir-Modell. Familientherapie und ihre Erweiterung. Paderborn 2000[2].

Schäfer, Thomas: Was die Seele krank macht und was sie heilt. Die psychotherapeutische Arbeit Bert Hellingers. München 1997.

Schmidt, Martin: Systemische Familienrekonstruktion. Göttingen, 2003.

Schlippe, Arist von/Schweitzer, Jochen: Lehrbuch der systemischen Therapie und Beratung. Göttingen 2003[10].

Sparrer, Insa: Wunder, Lösung und System. Lösungsfokussierte Systemische Strukturaufstellungen für Therapie und Organisationsberatung. Heidelberg 2009[5]

Sparrer, Insa: Systemische Strukturaufstellungen. Theorie und Praxis. Heidelberg 2009[2].

Ulsamer, Bertold: Das Handwerk des Familienstellens. Eine Einführung in die Praxis der systemischen Hellinger-Therapie. München 2001/2009.

von Kibed, Varga/Sparrer, Insa: Ganz im Gegenteil: Tetralemmaarbeit und andere Grundformen Systemischer Strukturaufstellungen – für Querdenker und solche, die es werden wollen. Heidelberg 2011[7].

Weber, Gunthard: Zweierlei Glück. Die systemische Psychotherapie Bert Hellingers. Heidelberg 1993/2001[13].

Internetadressen

TherapeutInnenverzeichnis des Dachverband für systemische Therapie und Familientherapie (DGSF)
www.dgsf.org

TherapeutInnenverzeichnis der Systemischen Gesellschaft (SG)
www.systemische-gesellschaft.de

Deutsche Gesellschaft für Systemaufstellungen
www.familienaufstellung.org
AufstellerInnenverzeichnis der offiziellen Hellinger-Website
www2.hellinger.com

Kontakt

Eva Tillmetz
www.partnerschaftsberatung-regensburg.de

am Institut für Systemische Supervision
www.isys-bayern.de

Gründerin des Regensburger Netz für Paare e.V.
www.netz-fuer-paare.de